AF404923

L'ART D'APAISER

LES

DOULEURS DE L'ENFANTEMENT

PAR

J.-C. FAGET

Docteur de la Faculté de Paris,
Chevalier de la Légion d'honneur

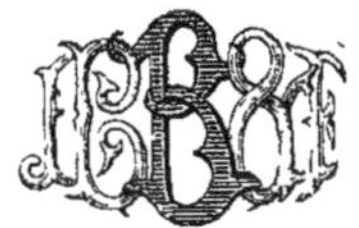

PARIS

LIBRAIRIE J.-B. BAILLIÈRE ET FILS

19, rue Hautefeuille, près du boulevard Saint-Germain

1880

L'ART D'APAISER

LES

DOULEURS DE L'ENFANTEMENT

L'ART D'APAISER

LES

DOULEURS DE L'ENFANTEMENT

PAR

J.-C. FAGET

Docteur de la Faculté de Paris,
Chevalier de la Légion d'honneur.

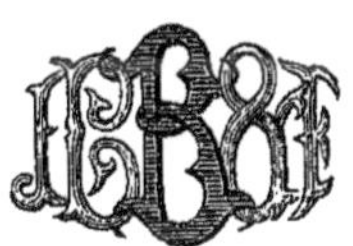

PARIS

LIBRAIRIE J.-B. BAILLIÈRE ET FILS

19, rue Hautefeuille, près du boulevard Saint-Germain

—

1880

ANODYNIE OBSTÉTRICALE

OU

ANODYNÉTOCIE

« Etherization (or chloroformization), in painful
« labor, is not only most reasonably demanded by
« the sufferer, but it is the solemn duty of the pro-
« fession to afford to such suffering its certain
« relief...» P. 22. (Treatise on Etherization in childbirth, 1848),— by W. Channing, M.D., professor of
Midwifery and Medical Jurisprudence, in the University of Cambridge (Boston, U. S.).

« The use of anesthetics during labor is a prac-
« tice which has become *so universal*, that no ar-
« gument is required to establish its being a per-
« fectly legitimate means of assuaging the sufferings
« of childbirth... » P. 266. (Treatise on the Science
and Practice of Midwifery),—by Playfair, professor of
Obstetric Medicine, in King's College, London, 1876.

« ... The Saving of human suffering implies the
« saving of human life. »

(Simpson, p. 526, 1847.)

AVANT-PROPOS.

L'emploi du chloroforme dans l'accouchement naturel
se répand et se popularise dans l'univers entier ; les plus
opposés d'abord l'acceptent aujourd'hui ; mais, c'est la
règle ordinaire de Simpson, l'inventeur, celle qu'on peut
appeler la « règle chirurgicale, » que suit la généralité des
praticiens. Cette règle consiste à attendre la dernière période du travail, marquée par « la dilatation complète du

col, » et à agir alors, mais alors seulement, comme pour une opération chirurgicale (sauf à doses plus faibles), en donnant de suite le chloroforme de façon à produire *immédiatement* l'état *anesthésique chirurgical*, c'est-à-dire l'état d'insensibilité générale, avec résolution musculaire.

De la sorte, la femme échappe du moins aux grandes douleurs de la fin de l'accouchement ; c'est quelque chose assurément ; c'est même beaucoup.

Mais, ne peut-on pas faire plus pour elle ? Ne peut-on pas, se plaçant au point de vue *médical*, lutter en médecin contre les douleurs de l'enfantement, dès qu'elles en valent la peine, comme on lutterait contre toute autre douleur ?

N'est-il pas d'observation que, toutes choses égales d'ailleurs, moins, et surtout moins longtemps, la femme a souffert en accouchant, et plus elle a de chances pour de bonnes et rapides suites de couches ?

Il est incontestable, comme le rappelle Simpson, « que « la douleur est *nuisible* par elle-même, pour peu qu'elle « soit longue et profonde, » p. 618. En sorte que, pendant l'accouchement, les anesthésiques ont pour objet, non-seulement d'empêcher de souffrir, mais encore de mettre à l'abri de dangers ultérieurs, toujours à craindre après des souffrances ressenties et trop longtemps et trop profondément.

« En faisant disparaître, par l'anesthésie, les douleurs « de l'accouchement, nous en diminuons aussi les périls « à un degré considérable. » Simpson, p. 619.

Si tel est le langage d'une grande expérience, et si l'expérience générale le confirme, ne s'en suit-il pas que c'est un devoir pour l'accoucheur de chercher à apaiser les dou-

leurs de l'enfantement, et le mieux et le plus tôt possible ?
Sans aucun doute. Mais s'en suit-il qu'il faille recourir
toujours à l'état anesthésique dans le travail naturel et y
recourir dès les premières douleurs ?

Nous sommes loin de le penser.

L'apaisement, le simple apaisement des douleurs, ce
que nous appelons l'état *anodynique*, est utile et même
très utile à la femme en travail, mais lui suffit; il nous
paraît donc qu'on doit s'efforcer de l'obtenir dès qu'il est
nécessaire, et s'en contenter autant que possible.

Quand on le peut, il y a toujours avantage à ne point
aller au delà, et à éviter l'*anesthésie*, même à la fin du
travail ; il faut surtout se garder de jamais pousser l'anesthésie pendant l'accouchement, jusqu'au degré où les
chirurgiens sont forcés de la produire, pour commencer et
continuer leurs opérations.

Guidé par ces principes, j'ai suivi depuis plus de dix
ans la pratique qui en est la conséquence : 1° Administrer le
chloroforme à quelque période que ce soit de l'accouchement, dès que les douleurs deviennent trop difficiles à supporter ;

2° Se contenter, autant qu'on le peut, d'effets anodyniques, c'est-à-dire de l'effacement des douleurs, sans
produire jamais l'état anesthésique, surtout au degré chirurgical, caractérisé par l'insensibilité générale et la résolution des muscles.

Dans le but de faire valoir cette pratique auprès de mes
confrères, pratique qui est l'application de ce que je regarde comme la « méthode médicale » d'administration du
chloroforme dans l'accouchement naturel, j'ai publié à plusieurs reprises, de 1868 à 1876, dans « l'Abeille de la Nouvelle-Orléans » et dans le « New-Orleans medical and sur-

gical Journal », grâce aux traductions appréciées de mon ami le Dr F. Gaudet, j'ai, dis-je, publié quelques articles détachés dont l'objet a été de montrer :

1° Que le chloroforme agit d'une manière en quelque sorte *spéciale* sur les douleurs de l'enfantement ;

2° Qu'il présente, pendant le travail, une *innocuité* positive ; car, il n'y a pas en médecine de fait mieux établi que celui de l'*immunité* contre tout danger par le chloroforme, dont est assurée la femme en travail, qui se confie à des mains expérimentées ;

3° Qu'il y a lieu d'instituer un *traitement médical* de l'accouchement naturel, surtout pour la primipare, avec le chloroforme, comme remède principal, sans exclusion des autres moyens et agents que peuvent suggérer les *indications thérapeutiques*, suivant les cas qui se présentent.

L'accouchement, en effet, dernier acte de l'état de *gravidité*, ne peut pas être considéré comme une simple fonction physiologique. C'est sans doute avec la grossesse tout entière, une fonction naturelle, mais passée à l'état *pathologique*, puisqu'il n'est jamais exempt de souffrances, et que trop souvent ces souffrances, par leur intensité et leur durée, constituent un danger réel, si l'art n'intervient pas à temps.

Rapprocher le plus possible l'accouchement naturel de la condition essentielle à toute fonction à l'état de santé,— condition essentielle qui est de s'*accomplir sans douleur*,— voilà toute la doctrine que je comprends sous le nom d'*anodynétocie*.

Ce sont les divers articles rappelés plus haut que je réunis ici. Le temps seul pourra conduire à des solutions définitives sur les questions que soulève la belle découverte de Simpson ; c'est pourquoi il est bon de les repren-

dre, après des intervalles plus ou moins longs, pour vérifier, pour compléter, pour modifier même, les réponses
qu'elles comportent. C'est donc un devoir, pour les médecins qui se servent du chloroforme dans l'accouchement
naturel, de faire connaître, de temps en temps, les résultats de leur expérience particulière ; tel a été un des buts
que je me suis proposés, dans les différents articles que
j'ai publiés de loin en loin, sur ce sujet d'un intérêt si
général.

Post-Scriptum. — J'avais écrit depuis quelque temps cet
Avant-propos, quand j'ai pu dernièrement consulter le
« System of Midwifery, — 1876,» du professeur Playfair de
Londres. C'est le premier Traité où je vois un accoucheur s'occuper, d'une manière particulière, de l'apaisement des douleurs de la *première période* du travail, celles
qui accompagnent la dilatation du col ; mais, pour lutter
contre ces douleurs là, le professeur de Londres préfère
au chloroforme *le chloral.*

Quant au chloroforme, le D' Playfair, lui aussi, comme
la plupart des accoucheurs, est d'opinion qu'il n'y a lieu
d'y songer qu'*après la dilatation complète du col :* « Gene-
« rally speaking, we do not think of giving chloroform,
« until the os is fully dilated, » p. 267.

Ainsi, pendant la dilatation du col, le chloral ; après
cette dilatation, le chloroforme.

Nous aurons à discuter en son lieu cette pratique.

Pour nous, *jusqu'ici,* nous avons préféré le morphine au
chloral, pendant le *travail préparatoire* de l'enfantement,
c'est-à-dire *avant l'accouchement,* comme nous la préférons
encore après l'accouchement ; le chloroforme nous paraît
devoir suffire, pendant la *première,* comme pendant la
seconde période du véritable travail, c'est-à-dire pendant
l'accouchement proprement dit, tout entier.

HISTORIQUE.

« I have expressed a hope, in another place,
» that a *medicine* would be discovered that should
« suspend *sensibility* altogether, and leave *irri-*
« *tability*, or the power of motion, *unimpaired*,
« and thereby destroy *labor-pains*. »
  B. Rush (Medical Inquiries, — 1870 to 1880), —
vol. IV, p. 376.

Benjamin Rush, le patriarche des médecins des Etats-Unis d'Amérique, et l'une de leurs plus grandes figures, a pressenti, a deviné l'*anodynie obstétricale*; on peut même dire qu'il a prédit, dès la fin du siècle dernier, la découverte du chloroforme; notre épigraphe en est la preuve :

« J'ai exprimé ailleurs l'espoir qu'un *agent médicinal* « sera découvert, qui suspendra la *sensibilité*, en même « temps qu'il laissera intacte la *motilité*, en sorte qu'il ser « vira à détruire les *douleurs de l'enfantement*. »

« Rush, ajoute Channing de Boston, l'un de ses disciples à qui j'emprunte cette citation, « Rush n'a entendu émettre « là qu'une espérance (*a hope*). Mais, n'était-ce pas une « prophétie? » — « Was it not prophecy? » p. 150 du « Treatise on etherization in Childbirth, — 1848. »

Ce qui est certain, c'est que Rush est mort en 1813, c'est que la découverte du chloroforme n'a été faite qu'après 1830, (par Soubeiran en 1831, et par Liebig en 1832), et que, son application aux accouchements, par Simpson, ne date que de 1847, un demi-siècle après la prédiction que nous avons rappelée.

Une autre chose encore, qui nous paraît intéressante à rappeler, c'est que Rush, qui fut membre du premier Congrès américain sous Washington, mais qui fut célèbre surtout par son long et brillant enseignement de la médecine à Philadelphie, et célèbre aussi par ses travaux et ses polémiques sur la fièvre jaune,.... (Inquiry into the origin of the epidemic fever in Philadelphia 1793;...) (An account of the bilious remittent Yellow-Fever, as it appeared in 1793, etc. etc....), Rush était de l'Ecole d'Edimbourg.

Né à Bristol (Pensylvania), en 1745, c'est à l'école d'Edimbourg que Rush étudia, et c'est là qu'il prit ses degrés du Doctorat, en 1768, sous Cullen.

Il était donc juste que cette illustre Ecole vît se réaliser et s'accomplir dans son sein l'étonnante prédiction de Rush.

C'est en effet à un autre élève, devenu professeur célèbre de cette même Université d'Edimbourg, c'est à Simpson que revient la gloire de l'application de l'anesthésie aux accouchements, en février avec l'éther, et, avec le chloroforme, en novembre 1847.

Les bienfaits de *l'anesthésie chirurgicale* devaient, en effet, sans transition, conduire à ceux de *l'anesthésie obstétricale* ; du moment que la chirurgie avait reconnu les immenses avantages de *l'insensibilité artificielle*, et pour les opérés et pour les opérateurs, il y avait lieu évidemment d'en étendre l'application aux cas de *dystocie* (de δύς difficile, et τοκος accouchement), c'est-à-dire aux cas d'*accouchements laborieux*, pour lesquels il faut que l'accoucheur se transforme en chirurgien, soit qu'il ait à intervenir avec la main seulement (*version*), ou avec des instruments spéciaux (forceps, céphalotribe, etc....)

Aux premières occasions qui se présentèrent à Simpson, après la découverte des anesthésiques, de faire des versions ou d'appliquer le forceps, il commença donc par jeter dans l'*insensibilité* générale artificielle complète, c'est-à-dire dans l'*état anesthésique chirurgical*, jusqu'à *résolution musculaire*, les femmes qu'il allait délivrer chirurgicalement; les résultats furent admirables.

« Le premier fait de l'application de l'anesthésie à un « accouchement s'est présenté dans ma pratique, à Edim- « bourg, le 19 janvier 1847, » dit Simpson, à la page 568 du second volume de ses « Obstetric Works. » C'était un cas de difformité du bassin, pour lequel il avait résolu de tenter la version, et s'était promis de soumettre la femme à l'éthérisation dans l'espoir de faciliter l'opération.

Pendant les semaines qui précédèrent l'événement, les préoccupations, les espérances et les anxiétés de Simpson furent grandes, car, comme il le dit : « Beaucoup de choses « allaient être décidées — l'état anesthésique allait-il simple- « ment rendre insensible la femme en travail ? Les contrac- « tions utérines n'en seraient-elles pas influencées ? Ces « contractions n'allaient-elles pas être suspendues, arrê- « tées, en même temps que les douleurs supprimées ?.... Le « résultat fut des plus satisfaisants et des plus importants, « — les souffrances physiques avaient été annulées, et, les « *contractions musculaires de l'utérus* n'en avaient pas, en « quelque sorte, été influencées.... *were not necessarily in-* « *terfered with...* » (p. 568 et 569.)

Pendant les trois semaines qui suivirent cette remarquable première épreuve du 19 janvier 1847, d'autres occasions analogues se présentèrent à Simpson, qui lui permirent de renouveler et d'étendre ses premières remarques ; voici en quels termes il les résume :

« 1° Dans toutes ces expériences, les contractions uté-
« rines, pendant l'éthérisation, ont continué aussi régu-
« lières dans leur retour et dans leur durée qu'avant l'éthé-
« risation ; » p. 524.

« 2° L'état anesthésique de la mère ne paraît pas avoir
« été nuisible à l'enfant ; » p. 569.

« 3° Les contractions de l'utérus, après la délivrance,
« semblèrent parfaites et normales (*healthy*) ; » p. 569 —
« (Obstetric Journal 10 th. of february 1847.)

Donc il y avait lieu d'expérimenter l'anesthésie, non seulement dans les cas de *dystocie*, mais aussi contre les douleurs de l'accouchement normal, c'est-à-dire pendant le *travail naturel* de l'enfantement.

Simpson se mit à l'œuvre immédiatement, et, dès le numéro de mars 1847 du «Monthly Journal of medical science» dans des (Notes on the employment of the inhalations of « sulphuric ether in the practice of midwifery), il se posait cette simple question : « Serait-il à propos d'employer « l'*anesthésie* dans le *travail naturel?* » — « Whether it « would be proper to employ anesthesia in natural labor ? » p. 569.

Dans ces premières « Notes », il tirait de l'anatomie, de la physiologie et de la pathologie, plusieurs raisons pour avancer que, suivant toute probabilité, l'action de l'utérus, pendant le travail naturel, marcherait régulièrement, et sans interruption, pendant l'état anesthésique, « alors que « les fonctions cérébrales seraient suspendues, et que, par « conséquent, l'ébranlement du système nerveux (*nervous* « *shock*), dû aux souffrances de l'enfantement, en serait du « moins diminué ; ce qui serait évidemment un grand avan-

« tage. En conséquence, il faisait ressortir la nécessité d'é-
« tablir, par une série d'observations dirigées avec pru-
« dence, quelles pourraient être les *contre-indications* à la
« pratique nouvelle; il se demandait *théoriquement* si
« l'anesthésie ne prédisposerait pas les femmes à l'*hémor-*
« *rhagie*? il se demandait encore, *combien de temps*, on
« pourrait entretenir, *sans interruption* et *sans danger*, l'état
« anesthésique chez la femme en travail ?» p. 570.

Toutes ces questions, et la manière de Simpson d'y répondre, révèlent le savant profond, le praticien con-
sommé.

Pendant que ces choses se passaient en Ecosse, les accoucheurs à Londres, à Paris,... à Boston, n'y restaient pas
indifférents ; de toutes parts on soumettait à l'expérimentation la découverte de Simpson.

Dès le 23 février, le professeur Paul Dubois communi-
quait à l'Académie le résultat de ses expériences person-
nelles. Les conclusions de son mémoire, d'accord du reste
avec celles de Simpson, doivent être reproduites ici :

« 1° L'inhalation de l'éther peut annuler les douleurs
« des opérations obstétricales ;

« 2° Elle peut suspendre les douleurs physiologiques du
« travail ;

« 3° Elle ne détruit ni les contractions de l'utérus, ni
« celles des muscles de l'abdomen ;

« 4° Elle diminue la résistance naturelle du périnée ;

« 5° Elle ne paraît pas agir défavorablement sur la santé
« ou la vie de l'enfant. » (Bulletin de l'Académie, tome XII,
p. 407.)

Dans ces conclusions de l'Ecole de Paris, comme dans
celles de l'école d'Edimbourg, il s'agit toujours et unique-
ment de l'*état anesthésique chirurgical*, c'est-à-dire de

l'état d'*insensibilité générale complète*, même accompagnée
de la résolution des muscles volontaires. Les accoucheurs,
en effet, ont toujours traité le travail naturel comme une
affaire chirurgicale; or, au point de vue chirurgical et opératoire, il ne peut être évidemment question que d'*anesthésie complète*.

Que pour faire une application de forceps, ou une version,
il faille recourir à l'état anesthésique chirurgical, cela est
incontestable : c'est même un devoir alors d'y recourir, et,
aujourd'hui, un accoucheur qui, pour ces opérations obstétricales spéciales, refuserait, à moins de contre-indications
positives, refuserait obstinément de jeter ses patientes
dans l'insensibilité complète, serait moralement aussi cou-
pable qu'un chirurgien qui, pour une longue et douloureuse opération quelconque, refuserait à son opéré les
bénéfices de l'état anesthésique.

Aussi, même les accoucheurs de Paris ont dû reconnaître
que « l'anesthésie, appliquée aux opérations obstétricales,
a réuni tous les suffrages. »

Cette déclaration peut se lire à la page 492 du « Dictionnaire encyclopédique des sciences médicales », du tome IV
qui a paru en 1870; et, l'article où elle se trouve porte la
signature du professeur Pajot.

Quatre pages plus loin (p. 496), l'auteur ajoute : « Au
« point de vue des opérations d'obstétrique,... le praticien
« n'a réellement plus le droit de refuser aux femmes, sans
« motifs graves, les bienfaits de l'insensibilité. »

Mais, quand il s'agit d'*accouchements naturels*, est-ce
qu'il y a lieu de recourir à l'anesthésie? Sur cette question,
l'opinion de l'école officielle de Paris n'est point favorable.
Voici en quels termes, quelque peu embarrassés, le professeur Pajot a essayé de la faire connaître : « Surtout con-

« seillé par le professeur Simpson d'Edimbourg, l'emplo
« du chloroforme dans les accouchements naturels et
« réguliers, a rencontré en France une grande opposition.
« Les publications des Drs Attill de Dublin, Krieger de
« Berlin, de Scanzoni, semblent démontrer qu'en Irlande
« et en Allemagne, les opposants ne sont pas moins nom-
« breux.... Pour notre part, *nous ne conseillons pas d'em-*
« *ployer* (ce qui veut dire, si je ne me trompe, nous conseil-
« lons de ne pas employer) le chloroforme, dans les accou-
« chements naturels, si ce n'est, peut être, *à la fin de*
« *l'expulsion*, chez ces quelques femmes exceptionnelles,
« complètement déraisonnables, sourdes à toute exhorta-
« tion,... voulant se lever, poussant des cris horribles, et
« menaçant de compromettre par leur indocilité la vie de
« l'enfant qui va naître. A part ces cas, il nous est impos-
« sible d'accepter complètement les idées de notre éminent
« collègue d'Edimbourg. » (P. 497, article cité.)

La vérité est que Simpson, en effet, dès ses premiers
essais, a toujours été d'avis que c'est un devoir de recourir
à l'*état anesthésique* pour *tous* les accouchements, normaux
et anormaux. « Depuis la fin de janvier 1847, j'ai eu re-
« cours, dit-il, à l'anesthésie, à part quelques rares excep-
« tions, dans *tous* les accouchements qui m'ont été confiés. »
Page 538 du chap. II, du Mémoire intitulé : (Superinduc-
tion of anesthesia *in natural and morbid* parturition).

Comme on le voit, ce qui a été la règle à Edimbourg,
n'a été qu'une exception rare à Paris, extrêmement rare.

Un accoucheur fort distingué, anglais de naissance,
mais français par l'éducation, élevé au collège Rollin,
ancien chef de clinique de Paul Dubois, le Dr Campbell,
travaille à amener ses confrères français aux idées et à

la pratique de son illustre compatriote Simpson ; espérons qu'il y réussira.

Entre l'école d'Angleterre et celle de France, se place celle des Etats-Unis, représentée par le professeur Channing de Boston ; voici ce qu'on lit, à la page 3 de l'Introduction de son Treatise on Etherization in Childbirth.

« Des deux méthodes recommandées en accouchements, « celle du professeur Simpson, qui emploie les anesthési- « ques de telle façon et en quantités telles que *les effets les* « *plus complets* sont produits *dans le temps le plus court* « *possible*, — et l'autre que recommandent les accoucheurs « ici, à Boston, et qui vise à son but, avec *des quantités* « *moindres*, et administrées *plus doucement*, je pense que « de ces deux méthodes, la dernière doit décidément être « préférée. »

Ce langage du professeur de Boston est trop vague pour qu'on puisse admettre, entre sa pratique et celle de Simpson, une différence autre que celle de doses moindres, et d'une rapidité moins marquée dans l'administration du médicament ; et quand on parcourt les observations particulières de son livre, on ne tarde pas à constater qu'il ne donnait guère le chloroforme, lui aussi, avant la *dilatation du col*, et, le donnait alors, *immédiatement*, à *dose anesthésique*, comme Simpson ; moins vite, moins chirurgicalement, et voilà tout.

Le *col bien dilaté* (the os uteri well dilated) comme point de repère, pour déterminer le moment où il convient de commencer l'administration du chloroforme, dans l'accouchement naturel, c'était la *règle ordinaire* de Simpson :

« In addition let me state that I have usually begun the « employment of the chloroform when the os uteri was

Faget.   2

« *well dilated*, or towards the termination of the first and
« the commencement of the second stage of the labor..... »
(p. 584, vol. II des « Obstetrics works » 1848).

On devine d'ailleurs que, pour administrer le chloroforme *chirurgicalement*, dès qu'on le donne à la *pleine dose
d'emblée* (at full dose from the first, — p. 580), on devine
qu'il est nécessaire d'attendre que le travail soit déjà très
avancé. En effet, qui serait assez insensé pour jeter d'*emblée* dans l'état anesthésique chirurgical une femme, une
primipare surtout, dont l'accouchement ne se terminera
peut-être qu'après de longues heures ! De là le précepte de
ne commencer l'administration du chloroforme qu'alors
que le col est bien dilaté.

Cependant Simpson n'a pas été absolu dans l'application
de sa double règle chirurgicale ; comme dominé par la
force des choses, par moments il devient médecin, il agit
comme un médecin. Après avoir dit : « J'ai ordinairement
« (usually) commencé l'emploi du chloroforme quand l'ori-
« fice utérin était bien dilaté », il ajoute aussitôt : « Mais,
« quand les douleurs étaient très fortes, je l'ai commencé
« plus tôt, alors que cet orifice était encore comparative-
« ment peu dilaté (little dilated), »— p. 584. Il ajoute encore
en terminant : « Il n'y a pas, je crois, de limites à la date
« du travail où nous pouvons le donner. » p. 584.

Mais, au fond, Simpson était bien plutôt chirurgien
que médecin ; ce n'est qu'occasionnellement qu'il a été
médecin.

« Occasionnellement, j'ai dans mes premiers essais
« donné le chloroforme *dès le début du travail*, et à *petites
« doses*.... Chez beaucoup de patientes, ce degré d'anesthésie
« a d'excellents effets (this degree of anœsthesia *answers
« excellently well*).... Mais *comme règle génerale*, il m'a paru

« dans quelques cas, sujet à objections.... But, as a general
« rule, it has appeared to me, in some cases, objectionable »
p. 580.

Voyons donc quelles objections fait Simpson à ce que
nous avons appelé la « méthode médicale » d'administration du chloroforme dans l'accouchement naturel ; les
voici :

« Assez souvent,... les petites doses permettent de l'exci-
« tation et du parlage (excitement and talking).., Plusieurs
« patientes se sont plaintes que le renouvellement du chlo-
« roforme à chaque tranchée renouvelait les bourdonne-
« ments d'oreilles et les éclairs dans les yeux, etc., etc., »
p. 580.

En verité, ce seraient là de bien faibles inconvénients,
à côté de l'avantage d'échapper à de longues heures d'affreuses souffrances ; d'ailleurs, ne suffit-il pas d'ajouter
un peu de chloroforme pour voir de suite disparaître ces
petits inconvénients du début, quand ils se présentent ?

« Si, au contraire, reprend Simpson, si on jette tout
« d'abord (from the first) les patientes dans un état anes-
« thésique plus profond, ces inconvénients sont évités....
« Mais, quand l'état anesthésique est ainsi poussé très
« loin, tout de suite, dès le début, les contractions utérines
« s'arrêtent pour quelques instants (for a few minutes), à
« la vérité, pour revenir de suite (but speedily return).

En procédant plus doucement, en augmentant insensi-
blement les doses de chloroforme, on ne constate point
qu'il agisse sur les contractions utérines. Pour diminuer
les contractions utérines, pour les éloigner avec le chloroforme, il faut, probablement, procéder *chirurgicalement,*
dès le début, ce que je n'ai jamais fait.

« Dès que le *sommeil* est obtenu, continue Simpson, et

« obtenu ainsi (from the first), dès le début, le chloroforme....
« est retiré pour être rendu à la prochaine tranchée ;....
« quelques inhalations alors suffisent pour entretenir l'état
« d'inconscience. L'accouchement naturel requiert rarement
« ou jamais qu'on pousse les choses assez loin pour affecter
« la respiration, la rendre bruyante et sonore, comme en
« chirurgie. Du reste, il ne faut pas s'attendre à ce que
« les médecins arrivent par intuition à administrer con-
« venablement le chloroforme dans l'accouchement ; cette
« pratique, comme toutes les autres, demande quelques
« soins et quelque expérience, avant qu'on y soit maître. »

Nous voudrions pouvoir reproduire ici toute cette page
581, si l'espace nous le permettait, et même les suivantes,
tant elles sont riches en remarques précieuses pour la pratique. Nous nous contenterons des deux passages suivants
des pages 582 et 583 :

1° « Pendant le sommeil anesthésique, produit par le
« chloroforme durant le travail naturel, l'action des mus-
« cles de l'utérus et des muscles adjuvants *se soutient* (*goes
« on*), alors que la femme qui accouche n'a aucunement
« conscience de ce qui se passe », p. 582.

Les personnes qui assistent pour la première fois à un
accouchement fait avec l'aide du chloroforme, ne peuvent
s'empêcher d'exprimer, à un pareil spectacle, l'étonnement
le plus profond, et déclarent qu'elles n'auraient jamais cru
possible pareille chose : pouvoir travailler énergiquement,
de tous ses muscles, sans se réveiller, sans rien sentir, sans se
souvenir de rien, après que tout est fini, voilà ce qui paraît
incroyable ! La physiologie des centres nerveux explique
pourtant, jusqu'à un certain point, ces étranges phénomènes.

Mais, il y a une autre chose, celle-ci toute pratique,

qu'il importe beaucoup que les personnes étrangères à la médecine sachent bien, quand elles ont l'obligeance de venir aider leurs amies en travail, c'est celle qui est signalée dans le second passage de Simpson, et que nous tenons à reproduire aussi :

2° « La tranquillité la plus parfaite doit être observée et « maintenue autour de la femme qui accouche, car les « bruits, les *conversations*, surtout au début de la chloro-« formisation, l'excitent et la font parler; en sorte que, le « médecin est alors obligé de donner plus de chloroforme « qu'il n'eût été nécessaire sans cela », p. 583.

Il est vraiment remarquable que les hommes d'élite, qui ouvrent de loin en loin des voies nouvelles à la science et à la pratique, ne laissent presque rien à faire à ceux qui viennent après eux : après Hippocrate sur les fondements de la médecine, après les travaux de Torti sur les fièvres pernicieuses, après ceux de Jenner sur la vaccine, de Laënnec sur l'auscultation, etc., etc., il n'y a plus eu qu'à glaner. Il en est de même après Simpson sur la question des anesthésiques appliqués aux accouchements : plus on étudie ses écrits sur ce sujet, et mieux on reconnaît qu'il a, en quelque sorte, tout vu, tout prévu, et même tout deviné, quand le temps et l'occasion lui ont manqué pour chercher et observer par lui-même.

Dès le début de la découverte, Simpson a du reste provoqué lui-même les communications de ses confrères, sur un grand nombre de points pratiques; en particulier sur les « contre-indications » à la pratique nouvelle; sur la question de savoir, « si cette pratique rendrait les hémor-« rhagies plus fréquentes »; sur celle de la durée qu'on « pourrait donner, sans danger, à l'état anesthésique pen-« dant le travail... »..., etc., etc., p. 570.

Le temps seul pourra conduire à des solutions définitives sur toutes ces questions. Mais, dès les premières publications de Simpson, les objections et les oppositions de toutes sortes, ne lui ont pas manqué; les premières et les plus célèbres sont parties de Philadelphie, la ville même où l'*anodymie obstétricale* avait été annoncée cinquante ans avant sa découverte; le professeur Meigs en a été l'auteur; puis sont venues celles de Merriman de Londres, (1848). Simpson lui-même a répondu à ces deux premiers adversaires. Il serait trop long de reproduire ici ces modèles de polémique qu'on peut lire dans Simpson, de la page 621 à la page 643.

Du reste, le fondateur de l'*anesthésie obstétricale* a eu une foi entière dans sa découverte, et l'a mise en pratique avec la plus entière confiance.

« J'ai employé l'*anesthésie*, à quelques exceptions près, « dans tous les accouchements qui m'ont été confiés, ré « pète-t-il, plusieurs fois, et toujours avec les résultats les « plus heureux ...(the most delightful...). »

« Je n'ai pas l'ombre d'un doute que, d'ici à quelques « années, la pratique en sera générale. »

« Les accoucheurs pourront s'y opposer, mais je crois « que les femmes elles-mêmes en imposeront l'emploi à « leurs médecins », (p. 651).

Il en a été ainsi de suite à Edimbourg.

A la Nouvelle-Orléans, le corps médical, du moins dans sa partie française, a été de vingt ans en retard sur celui d'Edimbourg; car, si je ne me trompe, il n'y a guère qu'une dizaine d'années que les médecins usent ici du chloroforme dans l'accouchement naturel.

Le corps des sages-femmes est ici plus en retard encore, sur celui des sages-femmes d'Edimbourg, car, dès 1848

(il y a trente ans !) Simpson disait déjà : « Quelques-unes
« de nos sages-femmes usent du chloroforme dans les cas
« dont elles ont charge, et se félicitent des résultats »;
tandis que les nôtres (N. O.) ne font que de commencer à
s'en servir (1878).

Quoi qu'il en soit, l'emploi du chloroforme dans l'accouchement naturel s'établira dans l'univers entier, et, les
femmes de toutes les classes de la société, même les plus
pauvres, finiront par en profiter ; alors sera réalisé l'espoir
de Simpson : « Je n'ai pas l'ombre d'un doute que, d'ici à
« peu d'années, la pratique en sera générale », p. 651.

Enfin, il termine en ces termes : « Je n'ai jamais eu le
« plaisir d'observer une série de convalescences aussi ra-
« pides et aussi parfaites, et, jamais je n'ai été témoin
« d'aucune suite fâcheuse, ni pour la mère, ni pour l'en-
« fant, tandis que j'ai épargné une somme énorme de dou-
« leurs à mes accouchées, par l'emploi du chloroforme »,
p. 651.

Après plus de vingt années d'accouchements sans chloroforme, et dix avec l'aide de cet anesthésique (ce qui m'a
permis de comparer et de juger des différences), je ne puis
qu'ajouter mon humble témoignage à celui du grand accoucheur d'Edimbourg.

RÉSUMÉ.

1° Pour les *opérations obstétricales*, la règle générale, à
peu près unanimement reçue aujourd'hui, est de recourir
toujours à l'état anesthésique chirurgical, poussé même à

un degré plus profond que pour les opérations ordinaires, et soutenu à ce degré, aussi longtemps qu'il est nécessaire ;

2° Pour l'*accouchement naturel*, l'emploi du chloroforme, a été, à peu près, rejeté en France, par l'Ecole officielle ; en Angleterre, en Allemagne, aux Etats-Unis,... les accoucheurs sont divisés : il y en a qui le désapprouvent, il y en a qui le préconisent ; le grand nombre lui est de plus en plus favorable, dans de certaines limites, et adopte la règle de Simpson.

La règle particulière de Simpson consiste à ne donner le chloroforme, ordinairement, qu'après que le col est complètement dilaté, et, à le donner alors, de suite, à dose anesthésique ; c'est l'application au « travail naturel » de la « méthode *chirurgicale* d'administration du chloroforme ».

Si je ne me trompe, cette règle de Simpson est suivie par la généralité des praticiens.

Cependant, il nous semble que la chirurgie n'a rien à voir dans des actes physiologiques, comme ceux de l'enfantement, qui n'appellent guère les secours de l'homme de l'art, qu'en tant qu'ils sont devenus *douloureux*.

Apaiser des douleurs physiques, n'est-ce point, de droit, le ministère, l'office du *médecin* ?

Il nous a donc paru qu'il y avait lieu de réclamer, comme l'une des branches de la médecine, l'Art d'apaiser les douleurs de l'enfantement.

Ce sera le sujet de notre cahier suivant, le troisième.

MÉTHODE MÉDICALE D'ADMINISTRATION DU CHLOROFORME DANS L'ACCOUCHEMENT NATUREL

« C'est l'office du médecin, non seulement de
« guérir, mais de calmer les douleurs. »

BACON.

Nous avons vu, dans l'Historique de cette étude, que la règle *ordinaire* de Simpson, pour l'administration du chloroforme dans l'accouchement naturel, a été :

1° De commencer le chloroforme, « quand le col est bien dilaté (well dilated), » p. 584 ;

2° De le donner alors, de suite, à « dose anesthésique », comme pour une opération ; « à full dose », selon son expression, p. 580.

Cette double règle de Simpson n'est évidemment que l'extension, ou l'application aux accouchements naturels, de la « méthode chirurgicale » d'administration du chloroforme, dans les opérations en général.

Cependant, une opération chirurgicale présente des conditions si différentes de celles d'un accouchement naturel, que, *a priori*, il ne paraît pas admissible que le mode d'administration des anesthésiques puisse être le même, dans les mains d'un chirurgien qui va opérer, et dans celles d'un médecin qui, appelé auprès d'une femme en *mal d'enfant*, ne doit user des anesthésiques qu'en vue de l'apaisement des douleurs de l'enfantement.

Quand un chirurgien va pratiquer une opération, il a devant lui un sujet, chez lequel, avec ses instruments, il va faire naître des douleurs plus ou moins intolérables ; il doit donc, pour empêcher le patient de sentir les douleurs qu'il va provoquer, commencer par abolir entièrement chez lui la sensibilité générale ; il faut, avant tout, qu'il le jette dans l'*état anesthésique* complet.

Au contraire, quand un médecin est appelé auprès d'une femme en mal d'enfant, il existe des douleurs actuelles, nées précisément du travail lui-même, et, il s'agit simplement de calmer ces douleurs, de les apaiser aussi complètement que possible ; il y a là un état douloureux à soulager, un état névralgique à faire disparaître ; il n'y a rien de plus ; c'est donc un rôle tout médical qu'il s'agit là de remplir.

Or, l'expérience est venue montrer que pour abolir la perception des douleurs de l'enfantement, il suffit de diminuer, quelquefois il suffit d'*émousser la sensibilité* générale, sans jamais chercher à l'éteindre ; en sorte que, le plus souvent, pour parvenir au but qu'on poursuit, il n'est pas nécessaire de pousser les choses jusqu'à l'insensibilité tactile générale, et encore moins jusqu'à la résolution des muscles volontaires.

Il suffit, en effet, ordinairement, dans le travail naturel, de proportionner aux douleurs les effets anodyniques du chloroforme ; les douleurs une fois calmées, l'accouchement est rentré dans la condition essentielle aux fonctions physiologiques, la condition de s'accomplir sans douleur ;

dès lors, le but du médecin-accoucheur est atteint : il avait affaire à une fonction devenue douloureuse, et, il en a fait cesser les souffrances ; il n'a donc plus qu'à maintenir sa *médication anodynique*, jusqu'à ce que l'enfant soit né et la mère délivrée. Voilà ce que j'entends par « *méthode médicale* d'administration du chloroforme dans l'accouchement naturel. »

Que si le travail vient à être troublé dans sa marche, que si, par une cause quelconque, une intervention chirurgicale est jugée nécessaire pour l'achèvement de la délivrance, alors il y aura lieu de recourir à l'état *anesthésique*, quelquefois même plus profond que pour une opération ordinaire, mais seulement alors ; dans de telles conjonctures, le médecin est devenu chirurgien.

Que si, au contraire, le travail demeure naturel jusqu'à la fin, c'est une affaire médicale qu'un accouchement ; encore n'est-elle médicale qu'autant qu'elle est douloureuse ; et, par conséquent, le médecin, qui en a charge, n'y a un rôle actif que contre les douleurs ; *la nature* bien conduite, bien surveillée, fait le reste.

Néanmoins, l'autorité de Simpson a été si grande que, si je ne me trompe, c'est *sa règle ordinaire* que suivent la plupart des praticiens qui consentent à donner le chloroforme dans l'accouchement naturel.

La vérité est que cette double règle offre une sorte de précision opératoire, et semble avoir quelque chose de très pratique : suivre du doigt les différentes modifications que subit le col, pendant le travail, et, quand ce col bien aminci et dilaté va disparaître, jeter la femme dans l'état *anesthésique*, quoi de plus précis, de plus simple, de plus pratique !

Il nous paraît cependant que cette règle *chirurgicale,*

appliquée au travail naturel, ne laisse pas que de présenter quelques inconvénients sérieux ; voyons quelquesunes des objections qu'on peut lui adresser.

Commencer le chloroforme alors seulement que le col est dilaté, c'est quelquefois laisser la femme souffrir bien longtemps avant de lui venir en aide ; c'est agir bien tard, surtout chez les primipares, et, le donner, dès ce moment là, tout d'un coup, à dose anesthésique, c'est faire plus qu'il n'est nécessaire, et le faire trop tôt à un pareil degré.

En réalité, l'état *anesthésique chirurgical* n'est jamais nécessaire dans l'accouchement naturel ; et même, pendant les derniers efforts, il pourrait quelquefois être nuisible si l'on en poussait les effets jusqu'à la résolution des muscles volontaires qui servent à l'expulsion.

Ce n'est pas tout : la phase de dilatation, ou plutôt d'amincissement et d'effacement du col, qui constitue la première période du travail, est souvent, pour beaucoup de femmes, par le genre particulier de douleurs qui la caractérise, plus insupportable que ne l'est la dernière période, pendant laquelle, le col ayant disparu, ce sont les parties molles extérieures qui ont à céder à leur tour.

Comment donc se résoudre à attendre même *la fin* de cette dernière période, et même *la fin de l'expulsion*, comme le recommande M. le professeur Pajot, pour soulager enfin la femme en proie aux douleurs de l'enfantement, quelquefois depuis si longtemps !

Autant vaudrait-il s'y refuser absolument.

En effet, « tous les accoucheurs savent, dit le professeur « Pajot lui-même, combien de femmes supportent diffi- « cilement, avec peu de résignation et de courage, la fin « de la première période, et combien l'on en voit dont

« l'énergie se réveille avec les douleurs franches de la fin
« de l'expulsion. » (P. 497. de l'article de Dictionnaire,
déjà cité.)

C'est là un fait bien connu des accoucheurs que cet état
de détresse où tombent beaucoup de femmes, pendant le
temps de la dilatation du col. Simpson, à la page 583, de
ses « Obstetric Works » invoque, à propos de ce fait, le
témoignage du Dr Montgomery : « Dans un article sur le
« *délire* temporaire qui se montre quelquefois pendant
« l'accouchement naturel, le Dr Montgomery a décrit plu-
« sieurs cas, provenant simplement des souffrances ex-
« trêmes, *causées par la dilatation du col*, cas dans lesquels
« le délire fut plus marqué que dans ceux où il a pu être attri-
« bué aux moyens employés pour abattre et supprimer ces
« souffrances extrêmes. »

Il y a donc des femmes pour lesquelles les calmants,
(ou *anodyns*), doivent être plus utiles dans la première
que dans la dernière période du travail ; en termes plus
précis, il y a des femmes pour lesquelles le chloroforme
est plus nécessaire, pendant la dilatation du col, qu'il ne
le sera pendant celle des parties molles extérieures.

Néanmoins, le professeur Pajot conseille de ne pas donner le chloroforme, dans les accouchements naturels,...
« Si ce n'est, peut-être, *à la fin de l'expulsion*, chez ces
« quelques femmes exceptionnelles, complètement dérai-
« sonnables, sourdes à toute exhortation, etc., etc. » (p. 497).
Et, voici le dilemme qu'il pose, pour justifier un conseil
aussi sévère :

« Dans les accouchements naturels, ou bien il faudra se
« contenter, pendant toute la durée du travail, d'un vain
« simulacre d'anesthésie, atténuant à peine la douleur,
« ou bien il faudra, pendant un grand nombre d'heures,

« plonger la femme dans une insensibilité véritable, dont
« la prolongation excessive doit toujours effrayer.»

Que si M. Pajot eût pris la peine de s'assurer, par l'expérimentation, comment se passent les choses, il n'eût
pas manqué de reconnaître que c'est tout différemment :
dans la première période de l'accouchement, si longue
qu'elle puisse être, au lieu d'un « simulacre d'anesthésie, »
on peut presque toujours procurer à la femme *un soulagement réel,* souvent complet, avec de très petites doses de
chloroforme incessamment renouvelées ; dans la dernière
période, il n'est pas nécessaire de la plonger dans une
« insensibilité véritable » ; en sorte que, en se contentant
même d'effets anodyniques, pendant un grand nombre
d'heures, et même pendant toute la durée du travail, on
rend à la femme un double service très sérieux, et en l'em-
pêchant de souffrir, et en diminuant les chances de danger
ultérieur que lui aurait fait courir une souffrance trop
prolongée. Il n'y a rien en tout cela de très effrayant.
N'est-il pas bien plus effrayant d'assister, les bras croisés,
à l'une de ces scènes dont M. Pajot nous donne l'idée en
nous parlant « de ces femmes déraisonnables, sourdes à
« toute exhortation,.... voulant se lever, poussant des cris
« horribles, et menaçant de compromettre, par leur indoci-
« lité, la vie de l'enfant qui va naître ! » (p. 497).

Si M. le professeur Pajot, dans de telles circonstances,
eût consenti à donner le chloroforme, dès le début de ces
grandes douleurs désordonnées, vraiment *ataxiques,* pendant lesquelles la femme perd tout contrôle sur elle-même ;
s'il n'eût pas attendu, pour le faire, la fin de l'expulsion,
alors que, comme il le dit, « l'énergie de la femme se
réveille avec les douleurs franches de cette fin de l'expulsion », il eût transformé ces grandes douleurs ataxiques,

accompagnées d'un vrai délire, en un apaisement merveilleux, et, certainement diminué aussi le danger, et pour la
mère, et pour l'enfant.

Voici, à ce sujet, un témoignage de grande valeur, puisqu'il émane de l'une des plus grandes autorités obstétricales de notre temps, le professeur Barnes de Londres :

« C'est dans de telles circonstances, dit-il, que le chloro-
« forme trouve une de ses plus heureuses applications. En
« éloignant le sentiment de la douleur et de la peur, les
« troubles dus à l'émotion disparaissent, la force nerveuse
« répond aux appels de la nature, et, fréquemment le tra-
« vail prend alors un cours régulier et se termine heureu-.
« sement. Ce n'est pas se servir d'un langage figuré que de
« dire que le chloroforme, dans de pareilles circonstances,
« *agit comme un charme*. Il peut même alors permettre
« d'échapper à la nécessité d'avoir recours aux instru-
« ments. » (p. 70).

Après avoir fait des accouchements pendant de longues
années sans chloroforme, et, pendant les dix dernières avec
le précieux anésthésique, j'ai été témoin des contrastes les
plus frappants, entre les accouchements de ma première
série et ceux de la seconde, quelquefois chez les mêmes
personnes.

Entre autres, je n'oublierai jamais une dame qui, autrefois, avant le chloroforme, tombait dans de véritables accès
de folie, pendant le travail, dès que les douleurs devenaient
intenses, et qui, depuis le chloroforme a eu les accouchements les plus paisibles. Avant le chloroforme, au lieu des
cris ordinaires, c'étaient de retentissantes roulades d'opéra
d'un effet navrant, c'étaient des bonds sur son lit, si violents que plusieurs personnes ne réussissaient pas à la
contenir ; il fallait l'accoucher au vol. Je n'exagère rien, je

raconte. Avec le chloroforme, les derniers accouchements de cette dame, aujourd'hui grand'mère, étaient devenus des actes physiologiques, s'accomplissant sans douleur, dans le plus grand calme, sans ombre de délire.

On a dû certainement, de tout temps, chercher à adoucir ainsi les douleurs de l'enfantement, et s'efforcer de le ramener, *artificiellement*, à approcher le plus possible des conditions *anodyniques*, ou *non douloureuses*, d'une fonction physiologique à l'état de santé; mais il a fallu le chloroforme, ou ses équivalents, pour toucher presque au but.

Voyons donc comment, avec le chloroforme, et d'autres calmants (ou anodyns), aidés quelquefois d'autres agents de la matière médicale doués de propriétés spéciales, il y a lieu d'instituer un traitement rationnel et médical de l'accouchement. Même chez la femme qui a passé déjà par plusieurs accouchements, naturels et faciles, le chloroforme est utile; les plus heureux, les plus rapides de ces accouchements sont l'occasion, ordinairement, d'une telle somme de douleurs que, même pour eux, le chloroforme est loin d'être à dédaigner.

Mais, c'est surtout chez les primipares que l'aide du médecin, armé d'une médication puissante, est vraiment utile. Ce sera donc au *traitement médical* du *premier accouchement* que se rapporteront principalement les détails dans lesquels nous allons entrer.

L'opium, sans doute, est le calmant par excellence de la douleur en général, et, après avoir réussi à en extraire *la morphine*, on a dû espérer qu'elle serait utile à la femme en travail; elle peut l'être, en effet, plus que l'opium, parce que les effets en sont plus faciles à calculer; mais, la durée de son action est continue et trop longue. Ce n'est pas tout : ce qui s'oppose plus encore à l'emploi de la morphine, contre les simples douleurs de l'enfantement, c'est qu'elle affaiblit et éloigne les contractions utérines, pour peu qu'on en élève les doses. Aussi, restera-t-elle une ressource précieuse dans certains cas de menaces d'avortements, ou d'accouchements prématurés, dans lesquels il s'agit, avant tout, de modérer et d'arrêter des tranchées douloureuses et intempestives, survenues avant terme.

Le chloroforme, au contraire, à moins de doses excessives, administrées de très bonne heure, dès les premières tranchées, et trop longtemps continuées, le chloroforme n'a point d'effet appréciable sur les *contractions utérines*. Pour en avoir acquis la preuve, il suffit d'avoir travaillé à une version, pendant l'*état anésthésique*, poussé jusqu'à la résolution la plus complète des muscles volontaires, et même jusqu'au *stertor*. Dans de telles conditions, la main qui travaille dans l'utérus n'est-elle pas comme douloureusement broyée par les contractions utérines, à ce point qu'on est quelquefois forcé de l'en retirer, vaincu par la souffrance? C'est donc se faire illusion que d'imaginer que le chloroforme peut *retarder* un accouchement, *en diminuant les contractions utérines;* il ne les diminue pas sensiblement.

D'ailleurs, si les contractions de l'utérus pouvaient être diminuées par le chloroforme, celles du périnée, qui leur font opposition, le seraient *plus encore* et *avant elles* ; en sorte que, il y aurait plus que compensation, et le travail en serait accéléré. C'est cette proposition qu'exprime Simpson, à la page 582, dans le passage suivant :

« En vérité, chez beaucoup de femmes, la dernière partie
« de l'accouchement semble être *accélérée* par l'état anes-
« thésique, car, le relâchement des muscles du périnée et

Faget.   3

« de l'orifice vaginal, qui en est le résultat, fait plus que
« de compenser la diminution d'action utérine qui *pour-*
« *rait* (may be) en être la conséquence. »

L'accusation de retarder l'accouchement, portée contre
le chloroforme, est donc sans fondement. Nous venons de
voir qu'il y a plutôt des raisons de croire qu'il l'*accélère*.
Cette accélération de la fin de l'accouchement, par l'effet du
chloroforme, est amenée quelquefois d'une autre manière :
il y a des femmes pusillanimes qui reculent devant la douleur, qui ne savent point se servir de leurs tranchées, qui
semblent plutôt avoir la puissance de les retenir ; ces
femmes-là, une fois jetées dans l'état d'*insensibilité com-*
plète, n'ayant plus conscience de rien, agissent désormais
instinctivement, et, on les voit alors se livrer aux efforts
d'expulsion les plus énergiques ; en sorte que l'accouchement est bientôt terminé, tandis que, sans le chloroforme,
les choses eussent traîné en longueur.

Mais, le grand fait, le fait pratique capital qu'il importe
d'établir avant tout, quand il s'agit de l'emploi du chloroforme dans l'accouchement naturel, c'est le fait d'*innocuité*,
de *savety*, comme dit Channing de Boston. Aussi, dès la
première année de la découverte (1847) il s'empresse, après
Simpson, de le proclamer, dès qu'il a pu réunir 150 observations d'accouchements, de toutes les espèces, pendant
lesquels il avait administré le chloroforme *chirurgicale-*
ment : « Mon grand objet a d'abord été de savoir si l'emploi
« du chloroforme était exempt de danger, et pour la mère
« et pour l'enfant. » (P. 2.)

Après trente années d'une expérimentation générale
dans l'univers entier, ce même grand fait d'*innocuité* continue à être reconnu de tous, (1878) ; c'est à ce point que,
dans une brochure publiée en 1874, le Dr Campbell de

« Paris, en conclut « qu'il existe donc une certaine *immu-*
« *nité* contre l'empoisonnement par le chloroforme, chez
« la femme en travail. » (P. 19.)

Quelle que soit l'explication de cette immunité, elle
était établie, en tant que fait, par une expérience univer-
selle, depuis une vingtaine d'années, quand j'ai commencé,
il y a dix ans, mes essais du chloroforme dans l'accouchement naturel ; et, je ferai même remarquer que cette immunité était établie pour l'état anesthésique *chirurgical*, car
c'est dans cet état que tous les accoucheurs jetaient leurs
patientes, *sur le lit de misère ;* tandis que, pour ma part,
je me suis toujours contenté, autant que possible, dans
l'accouchement normal, d'un simple état *anodynique*, c'est-
à-dire de l'*apaisement des douleurs*, sans anesthésie complète, et surtout sans *résolution musculaire*, poussée jusqu'au *stertor*. Or, n'est-il pas évident que, si chez la femme
en travail le chloroforme jouit d'une *innocuité* positive,
même quand il est administré à dose *anesthésique* ou *chirurgicale*, à plus forte raison doit-il en jouir quand on le
donne simplement à dose *anodynique* ou médicale?

Mais, si je n'ai point poussé les choses, ordinairement,
jusqu'à l'état anesthésique chirurgical, pendant le travail
naturel, surtout à son début, j'ai cru pouvoir, d'un autre
côté, donner le chloroforme souvent dès les premières douleurs, par conséquent bien avant la dilatation du col ; et
il m'a été permis de le continuer ainsi, pendant de longues
heures, sans inconvénients, quelquefois bien plus de vingt-
quatre heures, chez certaines primipares, n'en suspendant
l'administration que juste assez de temps pour leur faire
prendre quelques gorgées de bouillon et des rafraîchissements.

D'après ces épreuves, assez multipliées comme expérimentation, d'ailleurs ardemment demandées par quelques-unes, et bien supportées par toutes, il est démontré que le chloroforme peut être, sans danger, administré d'une manière non interrompue, pourvu qu'il le soit convenablement, pendant toute la durée des accouchements les plus prolongés des primipares.

Après cela, que la dépense du chloroforme, ainsi douné, sans instrument particulier, sans inhalateur, à l'air libre où il s'évapore si vite, ait pu s'élever, en 12 et 24 heures, à plusieurs livres (2 et 3, très souvent), je ne vois là rien de bien surprenant; et, pour s'étonner que cela ait pu se faire sans résultat fâcheux, il faudrait être novice dans l'art d'apaiser les douleurs de l'enfantement, fût-on vieux d'âge, et même professeur de Faculté.

L'immunité, contre l'empoisonnement par le chloroforme, dont jouit la femme en travail, est un fait si bien établi qu'on a voulu en donner l'explication.

Le D⁺ Campbell se souvenant que, dans des expériences faites sur les animaux, on a constaté un état anémique du cerveau pendant l'action du chloroforme, fait·remarquer que, pendant le travail, chaque effort expulsif de la femme s'accompagne d'un flot de sang vers la tête, et que, par conséquent, l'état anémique du cerveau, dû au chloroforme, est corrigé ou empêché par chacun de ces efforts.

. Cette explication, toute mécanique, a du vrai, mais elle n'est applicable qu'à la fin de l'accouchement, car ce n'est qu'alors qu'il y a des efforts d'expulsion ; elle ne l'est donc pas à des accouchements, comme quelques-uns de ceux que j'ai faits, pendant lesquels j'ai donné le chloroforme de très bonne heure et très longtemps, par conséquent en grandes quantités, bien avant qu'il n'y eût des efforts d'expulsion, et où il est resté parfaitement inoffensif.

Ne se pourrait-il pas que le fait d'immunité, dont nous cherchons l'explication, relevât simplement de la loi de physiologie pathologique en vertu de laquelle il arrive que « les poisons perdent plus ou moins leurs propriétés toxi- « ques, quand ils rencontrent un état de l'organisme, dont « ils sont les antagonistes, pour ne pas dire les contre- « poisons ou les spécifiques ? » Je veux parler de la « loi de tolérance par spécificité. »

Un grand nombre de faits cliniques paraissent se ranger sous cette loi ; par exemple : pendant l'empoisonnement paludéen, la quinine est tolérée à des doses énormes sans produire d'effets toxiques ; quelquefois même sans produire les effets physiologiques (bourdonnements d'oreille, surdité, affaiblissement de la vue, etc.), qu'elle produit d'ordinaire plus ou moins facilement, quand l'organisme n'est point en puissance paludéenne. — Autre exemple : Pendant certains états d'éréthisme, comme certaines *névralgies*, surtout celles d'origine épileptique, pendant le *tétanos*, pendant le *delirium tremens*, etc., etc., on peut se permettre des doses d'opium et de morphine, qui seraient certainement mortelles, si elles étaient administrées à l'état physiologique.

Ces mêmes états d'éréthisme de l'organisme, tant qu'ils existent et persistent, permettent également des doses énormes de chloroforme, sans qu'on ait à craindre d'accidents toxiques. Pourquoi ne pas chercher dans cette « loi de tolérance par spécificité », l'*immunité* dont jouit la femme à laquelle on administre le chloroforme, même à hautes doses, pendant les douleurs de l'enfantement ? L'organisme pendant le travail, n'est-il pas dans un état d'éréthisme, bien propre à réagir contre les effets déprimants et stupéfiants du chloroforme sur les centres nerveux ?

Ce n'est pas tout : les effets du chloroforme et sa manière d'agir s'adaptent merveilleusement aux douleurs de l'enfantement, et surtout à leurs *allures intermittentes.* Quelles différences, quels contrastes même, avec ceux de la morphine ! En vérité, si la morphine est, par excellenée, le remède de la douleur en général, combien plus le chloroforme ne l'est-il pas des douleurs de l'enfantement en particulier ! Ces douleurs cessent et reviennent, séparées par des intervalles de repos ; elles sont *intermittentes.* Eh bien, la double propriété dont jouit le chloroforme, administré par inhalation, d'agir très vite, presque *instantanément,* contre les douleurs de l'enfantement, sans diminuer, ni éloigner les contractions utérines, puis, de cesser d'agir presque aussi vite qu'on cesse de le faire respirer, cette double propriété fait qu'il s'adapte parfaitement aux allures intermittentes de ces douleurs. La morphine, au contraire, présente des propriétés presque opposées : même introduite dans le sang par la voie sous-cutanée, il en faudrait des doses effrayantes pour agir vite, et sûrement contre des douleurs aussi puissantes que celles de l'accouchement ; ensuite, son action est soutenue et durable ; enfin, elle a [une influence marquée sur les contractions utérines qu'elle éloigne et diminue, pour peu que les doses en soient élevées.

Ce n'est pas tout encore : tandis que les calmants en général (et même le chloroforme, quand il s'agit de douleurs autres que celles de l'enfantement) ne calment et n'adoucissent un état douloureux quelconque, qu'en diminuant, qu'en engourdissant ou en abolissant la sensibilité générale, le chloroforme, quand il est dirigé contre les douleurs de l'enfantement, les calme, les fait disparaître *en laissant intacte la sensibilité tactile,* quelquefois même sans amener le sommeil.

Le plus ordinairement, cependant, on ne réussit pas à rendre la femme insensible aux douleurs de l'accouchement sans l'endormir; mais, même pendant ce sommeil artificiel, dû au chloroforme, et suffisant pour que les douleurs ne soient plus perçues, la sensibilité tactile peut être assez bien conservée pour que, si l'on pince la peau d'une main, cette main soit retirée; si l'on promène une barbe de plume sur les lèvres, les lèvres remuent; si une mouche se pose sur le visage, aussitôt des contractions des muscles sous-cutanés de la face se produisent pour la chasser..., etc. Tout cela s'expliquerait par ce qu'on a appelé « *action réflexe* ». Quelle qu'en soit l'explication, on rencontre enfin des personnes, plus rares il est vrai, chez lesquelles on réussit, en s'y prenant convenablement, non seulement à apaiser, à rendre nulles les douleurs de l'accouchement, sans que la sensibilité tactile soit diminuée, mais même, comme nous l'avons dit, sans que le sommeil survienne.

J'ai vu des femmes en travail qui, avec de petites doses de chloroforme incessamment renouvelées, ne souffraient plus, et cependant restaient éveillées, conservaient toutes leurs facultés intactes, et pouvaient causer : elles déclaraient après quelques aspirations de chloroforme, qu'elles avaient parfaitement le sentiment de leurs tranchées, mais que celles-ci n'étaient plus douloureuses ; et..., même à la fin de l'accouchement, pendant la dernière lutte, au lieu de ces affreuses douleurs finales qu'on a appelées *concassantes,* ce n'était plus chez elles qu'un besoin de forcer, un besoin irrésistible de se livrer à de violents efforts d'expulsion ; quant à des douleurs, il n'y en avait plus qui méritassent ce nom.

Je conviens que ce n'est pas chez toutes les femmes qu'on peut obtenir de pareils résultats, parce que la plupart s'endorment vite sous le chloroforme, et qu'ainsi, la sensibilité générale chez elles paraît abolie, et que les facultés intellectuelles ne peuvent plus être interrogées ; je conviens même que chez celles qui sont aptes à l'expérimentation, il faut procéder avec précaution, il faut s'y prendre avec quelque délicatesse. Mais enfin, j'ai réussi à produire les phénomènes que je viens de rappeler, assez souvent et assez facilement, pour être en droit de les regarder comme des faits, que pourront vérifier tous ceux qui le voudront bien.

Il en résulte qu'il semble exister une *action élective* anodynique du chloroforme, sur les *douleurs utérines, pendant le travail* ; *action élective* telle, que, nous le répétons, les tranchées utérines de l'accouchement se succèdent *sans douleur*, alors que la sensibilité tactile générale reste intacte, ou du moins est à peine diminuée et que les facultés de l'intelligence conservent leur lucidité, sans même inclination au sommeil.

Quant à la morphine, il n'y a certainement pas moyen de la regarder comme un spécifique des douleurs de l'enfantement ; nous en avons dit les raisons ; mais, *associée au chloroforme*, elle devient d'une utilité très grande dans les mains du médecin-accoucheur, particulièrement *avant* et *après* l'accouchement.

Après l'accouchement, surtout chez la femme qui a eu plusieurs enfants et dont la délivrance est très rapide, on sait que des tranchées très douloureuses ne sont pas rares ;

contre ces tranchées (*post partum*), la morphine fait mer
veille, surtout *après* le chloroforme.

Avant le vrai travail, on peut dire que, chez la primipare, il se fait une sorte de travail préliminaire ou préparatoire, fort long et fort difficile à supporter ; contre les
douleurs de ce travail (*ante partum*), la morphine peut
aussi être très utile, avant qu'on en vienne au chloroforme;
de plus, elle favorise singulièrement les effets *ultérieurs* du
chloroforme. Cette *association de la morphine avec le chloroforme*, est une des innovations les plus heureuses de notre
temps.

Une autre association avec le chloroforme, très heureuse aussi, pendant certains accouchements, c'est celle de
l'ergot de seigle.

La propriété dont jouit l'ergot de seigle d'agir sur les fibres
musculaires de l'utérus à l'état de *gravidité*, d'en exciter les
contractions, en fait certainement un agent thérapeutique
précieux, dans les mains de l'accoucheur ; mais, tous
savent avec quelle prudence il faut le manier ; tous savent
qu'il faut craindre surtout qu'au lieu de ranimer, de réveiller simplement, les contractions utérines, pendant le
travail, il ne les rende trop soutenues, trop persistantes,
trop profondes, de manière à arriver, à la fin, à une sorte
d'état *tétanique*, qui tue l'enfant par compression non
interrompue du placenta. Eh bien, pendant l'action du
chloroforme sur l'organisme, ces *excès* de contractions des
fibres musculaires de l'utérus, cet état en quelque sorte
tétanique, causés par une action trop forte de l'ergot de seigle,
sont beaucoup moins à craindre qu'en l'absence du chloroforme. Ainsi, le chloroforme, dont les effets sur les contractions utérines *normales* et *naturelles*, pendant le travail,

sont à peu près nuls, même à hautes doses, le chloroforme aurait une certaine action sur les contractions utérines *médicinales* ou *thérapeutiques*, amenées par l'ergot de seigle...

L'enseignement de Channing de Boston, sur ce point particulier, est non seulement d'accord avec notre expérience personnelle, mais nous paraît même aller au delà de ce que démontre l'observation clinique;

Voici ce qu'on lit à la page 43 :

« J'ai trouvé que les *contractions persistantes* de l'utérus,
« si communes et si pénibles (distressing) après l'*ergotisme*,
« étaient *parfaitement contrôlées* par le chloroforme; aussi
« ne voit-on plus aujourd'hui de ces naissances d'enfants
« *mort-nés*, si ordinaires autrefois après l'emploi de
« l'ergot. »

La vérité est que les observations particulières du livre de Channing, où ces *effets du chloroforme* contre ceux de l'*ergot* sont notés, se rencontrent assez souvent; entre autres, nous citerons les observations : 49ᵐᵉ, p. 244, 56ᵐᵉ, p. 253, 58ᵐᶜ, p. 257, etc., etc., dans lesquelles on lit : « Les
« *intervalles* entre les tranchées ont continué à être bien
« marqués, comme alors que le seigle n'a pas été adminis-
« tré... Les contractions devinrent plus fortes après l'*in-*
« *fusion* de seigle, mais *avec des intervalles* réguliers... Les
« contractions *toniques, soutenues*, qui accompagnent d'or-
« dinaire l'action *spécifique* du seigle *ont manqué*..etc.etc. »

A part un peu d'exagération dans les inductions que tire Channing de ces faits, nous tenons les faits eux-mêmes pour exacts, dans une certaine mesure, et nous n'hésitons pas à ajouter notre temoignage à celui du médecin-accoucheur de Boston.

Dans tout ce que nous venons de dire, sur la « méthode médicale d'administration du chloroforme dans l'accouchement naturel, » nous avons supposé que la femme en travail est d'ailleurs en bonne santé ; mais, si elle est malade, le « traitemement médical de l'accouchement », « *avec le chloroforme*, comme remède principal, » est il encore de mise ? — C'est là une question d'une importance pratique très grande, et, nous ne sachions pas qu'elle ait été traitée dans les livres.

Ce qui explique, en partie, le silence des auteurs sur ce point, c'est que l'occasion, d'avoir à accoucher, *à terme* une femme malade, est assez rare, attendu que, les maladies un peu sérieuses, même les chroniques, et les aiguës à plus forte raison, provoquent l'avortement. Pendant nos grandes épidémies de fièvre jaune, l'avortement est la règle pour les femmes enceintes, surprises par la maladie à une période quelconque de leurs grossesses... ; j'en ai pourtant rencontré, mais bien rarement, qui ont pu guérir, et arriver au terme, l'enfant vivant.

Une fois, une fois seulement, j'ai eu l'occasion de donner le chloroforme, délibérément, après mûre réflexion, pour un accouchement survenu au plus fort d'une *fièvre grave* : il s'agissait d'une fièvre rémittente, prise sur les bords du Mississipi, pendant les dernières semaines de la grossesse, et qui avait résisté obstinément à la quinine et au quinquina, administrés très méthodiquement et à grandes doses ; cette fièvre, peu à peu était devenue *pseudo-continue ;* il y avait eu ce qu'on a appelé *dégénérescence typhoïde*.

Je n'étais pas le médecin de la malade, mais comme je l'avais accouchée déjà, avec l'aide du chloroforme, et que, jusque-là, elle n'avait point su ce que c'est que de souffrir réellement pour accoucher, je fus appelé en consultation, surtout en vue du chloroforme pour l'accouchement prochain.

J'avoue que ce ne fut pas sans quelque hésitation que je consentis à promettre le chloroforme quand le travail arriverait. Le médecin de la famille, homme de science et d'expérience, se récusait sur la question du chloroforme, par cette simple raison qu'il ne s'en était jamais servi ; il me fallut donc prendre seul toute la responsabilité. Quand le moment fut venu, il n'y eut d'ailleurs pas moyen de résister aux instances de la malade.

Son premier accouchement avait été remarquable : elle avait voulu le chloroforme dès les premières douleurs et j'avais consenti à le lui donner... Or, le travail fut d'une lenteur désespérante... Je passai plus de 24 heures auprès d'elle, luttant *sans interruption* contre ses douleurs, avec le chloroforme seul, et réussissant à la calmer, presque sans l'endormir. La cause de cette grande lenteur du travail, c'était que cette grossesse était *double*, ou *bigéminale*. Les jumeaux vinrent au monde bien vivants ; les suites de couches furent bonnes, mais que de précautions, que de ménagements il fallut pour relever les forces ! Quand je fus appelé auprès de cette même dame, pour cet autre accouchement, celui qui allait avoir lieu au plus fort d'une fièvre grave, je ne fus certes pas sans éprouver quelques anxiétés... Après quelques hésitations, je commençai le chloroforme... Il fut admirablement supporté, et son action fut parfaite... Il va sans dire que je dus procéder avec toute la circonspection possible : la montre à la main, le doigt sur la radiale, je faisais respirer de l'eau de Cologne et de l'air atmosphérique largement, chaque fois que j'éloignais le chloroforme ; de l'ammoniaque était à portée ; des stimulants glacés étaient administrés aussi souvent que possible, etc., etc. A mesure que le travail avançait le pouls se relevait... ; la délivrance fut rapide et facile, sans trop de perte... Mais les suites de couches furent très difficiles et très longues; sans que le chloroforme y ait été pour rien ; cela va sans dire ; enfin, sous l'habile direction de son médecin, elle se releva en parfaite santé.

Une autre fois encore, l'année dernière, j'ai accouché cette même dame, et, cette dernière fois ce n'a été qu'un *acte rendu physiologique* par le chloroforme, et s'accomplissant, comme à l'état de santé, sans vraie douleur perçue.

RÉSUMÉ

Simpson, chirurgien, n'a considéré dans l'accouchement, même naturel, qu'une opération douloureuse, et il lui a appliqué l'*anesthésie*, comme il l'appliquait aux opérations chirurgicales ordinaires, ou même obstétricales ; il n'y a vu qu'une affaire chirurgicale.

Mais, l'*état anesthésique* n'est applicable aux douleurs de l'enfantement qu'à la fin du travail ; aussi, Simpson ne conseille-t-il le chloroforme, *ordinairement*, qu'après la dilation du col.

Cependant, la période de la dilatation du col est souvent plus douloureuse que celle de la dilatation de l'anneau vulvaire : il y a donc des femmes, pour lesquelles le chloroforme est plus nécessaire pendant la dilatation du col qu'il ne l'est pendant celle des parties molles extérieures.

Au point de vue médical, attendu que, des *douleurs* ne peuvent point être *physiologiques*, et que des *douleurs* ne peuvent être que nuisibles, l'accoucheur doit combattre celles de l'enfantement, dès qu'elles ont quelque intensité, pour les annuler autant que possible.

L'expérimentation est venue montrer qu'il y a des femmes chez lesquelles il suffit de diminuer un peu la sensibilité générale, avec du chloroforme, pris par inhalation à chaque tranchée, pour rendre les douleurs de l'enfantement nulles ou à peu près ; chez celles-là, il faut se contenter de cet état *anodynique*.

Chez le plus grand nombre, il faut, pour obtenir l'effacement des douleurs, pousser les choses jusqu'à l'anesthésie ; mais il faut éviter de porter l'anesthésie jusqu'à la perte complète de la sensibilité, et surtout jusqu'à la résolution des muscles.

Chez la primipare, il y a lieu de recourir, non seulement au chloroforme, mais à ses adjuvants ; la morphine en est le principal : administrée *avant* le chloroforme, elle en prépare les effets d'une manière très favorable ; administrée après, c'est-à-dire après l'accouchement, elle les continue en quelque sorte, et épargne à l'accouchée ces tranchées (*post partum*) souvent si pénibles.

Le chloroforme, qui n'a point d'effets sensibles sur les contractions *physiologiques* de l'utérus, pendant le travail, en aurait sur les contractions *médicinales*, provoquées par l'ergot de seigle ; il lutterait contre l'*excès* de ces contractions dues à l'ergot, et ainsi, rendrait moins dangereux pour le fœtus l'emploi de ce spécifique.

Ce qui justifie les expérimentations avec le chloroforme, c'est son *innocuité* pendant le travail. Cette innocuité est un fait d'une importance pratique telle que j'ai cru devoir y revenir dans plusieurs de mes études.

J'ai pu bien des fois, comme expérimentation, donner le

chloroforme d'une manière non interrompue, pendant plus de 24 heures ; à la fin, un certain dégoût pour les inhalations se manifestait, mais le retour des douleurs, à chaque tranchée, faisait bien vite passer par dessus ce dégoût et demander ardemment l'anodynique.

Je n'ai jamais été témoin d'un seul accident hémorrhagique qu'on pût mettre, avec justice, sur le compte du chloroforme.

L'état de santé de la femme en travail est une circonstance importante à considérer, quand on se propose d'administrer le chloroforme pendant l'accouchement.

Faut-il refuser le chloroforme à la femme malade ?

L'état de maladie n'est-il pas quelquefois une raison de plus pour donner le chloroforme à la femme en travail ?

C'est au praticien, dans chaque cas particulier, à bien considérer les circonstances qui se présentent, et, à ne se décider dans les cas graves qu'après mûre consultation avec des confrères compétents.

INNOCUITÉ DU CHLOROFORME

DANS L'ACCOUCHEMENT.

Premier article, publié dans « l'Abeille » de la Nouvelle-Orléans, du
12 novembre 1868.

DU CHLOROFORME DANS L'ACCOUCHEMENT ORDINAIRE.

Toute découverte, en médecine particulièrement, suscite
des contradictions et ne s'impose qu'après des luttes plus
ou moins longues et pénibles. Deux des plus belles de
notre siècle, la vaccine et la quinine, trouvent encore des
opposants, à la vérité, de plus en plus rares. La découverte
des *anesthésiques*, c'est-à-dire, de substances qui diminuent
à volonté la *sensibilité animale*, à ce point qu'elles ren-
dent le médecin, en quelque sorte, *maître de la douleur*,
cette admirable découverte aura ses luttes aussi ; mais elle
en sortira victorieuse, parceque l'homme est naturellement ennemi de la douleur, et que, pour l'éviter, il brave-
rait même le danger s'il y en avait.

Dès les premiers essais des anesthésiques, on a parlé
d'affreux malheurs, de morts subites..., de morts subites
pour de simples extractions de dents ! Et cependant

la foule a continué à demander les anesthésiques, même
aux dentistes, et rien ne pourra plus l'empêcher d'en demander toujours. C'est à l'homme de l'art, c'est au médecin à modérer cet entrain, à le diriger, à le commander.

Il y a eu des morts aussi, dans la pratique ordinaire de
la médecine, des morts en quelques heures, avec des doses
comparativement faibles dé morphine (5 ou 6 grains) ; tous
le savent. Est-ce une raison pour que le praticien tremble,
chaque fois qu'il en prescrit. Autant vaudrait dire qu'il
faut renoncer à une arme, parce qu'elle est délicate et
puissante ! Il faut savoir la manier, il faut en avoir l'habi-
tude, et voilà tout !

Je viens de rappeler que la morphine, à la dose de 5 à 6
grains, peut tuer rapidement un homme vigoureux à l'état
de santé ; et, d'un autre côté, on a vu une faible femme,
nerveuse, en proie à une vive douleur, précisément *à cause
de cette douleur*, supporter,... non pas deux fois, ni trois
fois 6 grains, mais... douze fois six, c'est-à-dire 72 grains
de sulfate de morphine *par jour*,... et non pas un jour...
mais pendant des semaines et des mois ! ce serait à douter
du fait, si celui qui le rapporte n'était Trousseau lui-
même, le plus brillant et le plus solide de nos maîtres mo-
dernes. Il s'agissait d'une dame atteinte d'une névralgie de
nature épileptique.

Voici les paroles du maître : « Je donnai d'abord la
« morphine à l'intérieur, en commençant par des doses
« assez élevées, 3 à 4 grains par jour, bien résolu d'élever
« ces doses, si les premières étaient supportées. J'arrivai
« ainsi, en moins de quinze jours, à donner, *chaque jour*,
« jusqu'à 4 grammes (72 grains !) de sulfate de morphine.
« L'amélioration était immense. » (p. 52 de la Clinique).

Il en est du chloroforme, comme de la morphine : on peut

affirmer, toutes choses égales d'ailleurs, qu'il sera toujours mieux supporté, *pendant la douleur*, qu'en l'absence de la douleur. Pour soulager de simples migraines, je connais des personnes qui en absorbent des quantités qu'elles ne supporteraient certainement pas à l'état normal. Donc, *a priori*, on devait deviner que, pendant le travail de l'accouchement, travail durant lequel la *douleur*, l'*éréthisme nerveux*, sont portés aux dernières limites, le chloroforme devait être admirablement supporté ; et, en effet, l'expérience, tous les jours, prouve qu'il l'est. Quelques faits exceptionnels, même chez des princesses, n'y changeront rien.

Le travail de l'accouchement, si naturel d'ailleurs chez les animaux, est loin de l'être autant chez la femme,... surtout chez celles de nos villes.... Et, depuis l'*arrêt* biblique : « La femme enfantera dans la douleur », il faut bien avouer que l'accouchement est entré dans l'ordre *pathologique*, où il sera toujours du devoir de l'homme de l'art de soulager la douleur, de l'anéantir même, toutes les fois qu'il le pourra sans danger.

Depuis près de deux ans, je n'ai guère fait d'accouchements sans chloroforme ; j'en ai quelquefois poussé la consommation fort loin : la dernière fois jusqu'à 14 onces ! Et, jusqu'ici, je n'ai jamais eu lieu d'avoir une seconde d'inquiétude. Au dernier accouchement que j'ai fait, il aurait fallu les fers, si je n'avais donné le chloroforme ; et, sans le précieux anesthésique, j'aurais hésité à donner le *seigle ergoté*, comme je l'ai donné là à une primipare.... Au contraire, l'action combinée de ces deux substances m'a été d'un secours inappréciable.

J'ai fait allusion ici à des cas difficiles, extrêmement laborieux ; dans d'autres occasions, j'ai vu des primipares, avec 3 ou 4 onces de chloroforme, accoucher en deux ou trois heures, on peut dire *sans douleurs*, comme si elles accomplissaient un acte physiologique ordinaire,... un peu pénible,... exigeant quelques efforts d'expulsion,... et rien de plus !

Mais, ce n'est pas ici le lieu d'entrer dans une discussion *obstétricale ;* le but de ce petit article a été simplement de réagir de suite contre les effets fâcheux que pourraient produire dans plusieurs familles les quelques lignes publiées dans l'*Abeille* de ce matin (11 novembre 1868), au sujet de deux faits malheureux, portés à la connaissance du public par un journal de Paris, l'*Evénement*.

Ce qu'il faut bien comprendre c'est que, dans le travail naturel, il ne s'agit point de produire une *insensibilité* longue et complète ; encore moins de tenir la femme dans une perte absolue de connaissance ; il s'agit simplement de diminuer la somme des douleurs de l'enfantement, au point de les rendre à peu près nulles, en sorte que le travail se régularise, et devient même plus prompt qu'il ne le serait, abandonné à lui-même.

Si j'avais un doute au sujet de l'adoption définitive du chloroforme dans la pratique habituelle des accouchements, il me viendrait bien plutôt du côté du praticien que de celui de la femme : faire un accouchement avec l'aide du chloroforme, c'est, dans quelques cas, une peine au-dessus de toute compensation.

Quoi qu'il en soit, je reste convaincu qu'avant longtemps pas un accouchement ne se fera sans chloroforme. Pour ne pas souffrir, la femme saura braver tous les obstacles, et, dans notre profession, le dévouement a toujours été à la hauteur de toutes les exigences.

Second article publié dans « l'Abeille » de la Nouvelle-Orléans, du
7 mars 1869

DU CHLOROFORME DANS L'ACCOUCHEMENT ORDINAIRE

La question du chloroforme dans l'accouchement est d'un intérêt trop général, trop actuel, pour qu'il ne soit pas du devoir du journalisme de chercher à l'éclairer.

C'est dans ce but que j'adresse à l'Abeille cette seconde communication.

Sans contredit, l'accouchement est un acte naturel, très naturel, mais, en même temps, très douloureux, extrêmement douloureux. Des siècles se sont écoulés sans qu'on ait pu même songer à en tempérer les affreuses souffrances ; il fallait donc bien les subir ! Mais voilà qu'on entend dire qu'à l'aide de certaines substances, convenablement administrées, on peut accoucher et sans douleur et sans danger... C'était à n'y point croire. Cependant, la découverte était vraie, était sérieuse et toute pratique ; elle était due à l'une des illustrations chirurgicales de l'Europe, le professeur Simpson d'Edimbourg. L'observation, habilement conduite, lui avait permis de reconnaître que, parmi les anesthésiques, le chloroforme surtout, donné par inhalation, atténue, calme admirablement les douleurs de l'enfantement, sans en entraver le travail, au contraire, en le régularisant. Dans quelques occasions, les résultats tiennent du merveilleux.

En présence de pareils faits, multipliés à l'infini, depuis plus de vingt ans, est-il permis de s'abstenir encore, et surtout de condamner, avant d'avoir examiné par soi-même, avant d'avoir au moins sérieusement étudié la question ? Pour ma part, je l'avoue, j'ai longtemps, trop longtemps hésité ; il a fallu que j'eusse en quelque sorte la main forcée par plusieurs de mes courageuses patientes, pour en venir à l'expérimentation. Les résultats ont dépassé toutes mes espérances, sans justifier mes craintes ; j'ai dû me rendre à l'évidence. Après deux années de pratique des accouchements avec l'aide du chloroforme, comparées à mes vingt-quatre années précédentes, sans le secours du bienfaisant anesthésique, je crois avoir le droit d'en parler, et j'en parle pour le préconiser, pour le recommander, avec les précautions, bien entendu, et dans les conditions que commande la prudence.

Mais d'abord, examinons les objections principales qu'on élève contre la pratique nouvelle.

La première, tirée de l'ordre religieux, se fonde sur une méprise ; par elle, on transforme *en commandement de Dieu* ce qui n'est qu'une condamnation, un arrêt : « La femme enfantera dans la douleur. » Il est pourtant évident que, dans cet arrêt de la Genèse, *la douleur* n'est que *la peine* infligée au péché, comme toute autre douleur, comme toute maladie, comme la mort même. Si donc il n'est pas permis de s'opposer aux douleurs de l'enfantement, il ne peut pas l'être non plus de s'opposer à toute autre douleur, à toute maladie, à la mort même ; donc il ne serait pas permis, au point de vue religieux, d'être médecin. Or, il est écrit : « Toute médecine vient de Dieu. » (Chap. XXXVIII de l'Ecclésiastique.)

Pour toute réponse à cette première objection, conten-

tons-nous de répéter avec M. Blot : « On offense bien plus
« le Créateur quand on ne met pas à profit toutes les res-
« sources que l'intelligence peut fournir pour le soulage-
« ment de ses semblables (p. 52). »

Passons à la seconde objection, celle-ci toute naturelle,
mais décisive encore, si elle avait une valeur réelle. Elle
consiste à accuser le chloroforme d'être une cause de danger, de danger de mort, pour la femme qui en use pendant
le travail. Examinons, discutons ; c'est une simple question de faits. Pour la résoudre, c'est à l'expérience générale qu'il faut en appeler ; or, cette expérience est déjà
consignée dans plusieurs travaux spéciaux. Pour les vingt-
deux années de l'emploi du chloroforme dans l'accouchement, je n'ai pu me procurer encore que des ouvrages
basés sur l'observation des dix premières ; mais elle est
parfaitement suffisante déjà, pour asseoir un jugement
définitif, parceque, comme on va le voir, elle repose sur
un nombre de faits immense, presque infini.

Le premier travail que nous pouvons consulter sur ce
sujet est une Thèse de concours, pour l'agrégation en chirurgie, devant la Faculté de Paris, soutenue en 1857 par le
Dr Blot, ex-chef de clinique d'accouchements de la même
Ecole. S'il existe une sorte d'Essai, d'Épreuve publique, où
l'on doive ne rien avancer sans les meilleures preuves, à
coup sûr c'est une thèse de concours, Or, voici ce qu'on lit,
à la page 32, de celle que nous avons sous les yeux : « Les
« exemples assez fréquents de mort subite observés par les
« chirurgiens, même les plus habiles et les plus prudents,
« devaient tout naturellement faire redouter le même
« malheur chez les femmes qu'on soumettait à *l'anesthésie*,
« pendant l'accouchement ; or, très heureusement, *aucun*
« *accident de ce genre n'a été signalé*, ni en France, ni en

« Angleterre, ni en Amérique, ni en Allemagne, quoique,
« dans la Grande-Bretagne en particulier, les femmes qui
« sont accouchées pendant l'*anesthésie*, se comptent aujour-
« d'hui par CENTAINES DE MILLE. »

Si, pour la Grande-Bretagne seule, les accouchements
au chloroforme se comptaient, en 1857, par centaines de
mille, il est évident que pour le reste de la terre, leur
nombre devait, dès cette époque, s'élever à des millions.

Or, *aucun accident n'avait été signalé.* Une première
conclusion forcée, qui ressort de cette masse de faits, c'est
que si l'administration du chloroforme pendant l'accouchement recèle quelque danger toujours menaçant, c'est
un danger qui ne se montre pas souvent ; si donc il s'est
montré, ce n'a pu être que dans des conditions tout à fait
exceptionnelles ; en sorte que, quand un malheur arrive,
c'est un devoir avant de se prononcer, avant de condamner
le chloroforme, c'est un devoir rigoureux d'examiner scru-
puleusement les circonstances au milieu desquelles le
malheur est arrivé. Par exemple, pour les deux cas signalés par l'Evénement de Paris, et dont l'Abeille a parlé,
il y a trois mois (novembre 1868), ceux de Mme Demidoff et
de Mme d'Hoiesel, il faudrait les connaître en détail, avant
d'en tenir compte, avant surtout d'en tirer aucune conséquence défavorable au chloroforme.

Dès 1857, M. Blot, dans le travail sur lequel je m'appuie
après la citation que je viens de lui emprunter, ajoutait :
« Je n'ignore pas qu'il y a eu plusieurs observations pu-
« bliées sous le titre de « *cas de mort subite* sous l'influence
« des anésthésiques pendant l'accouchement, » mais *au-*
« *cune* de celles qui sont parvenues à ma connaissance ne
« me paraît répondre à ce titre. » P. 32.

L'année suivante 1858, le Dr Snow, celui qui avait l'hon-

neur de donner le chloroforme à la reine d'Angleterre,
— « On april 1853, he administered chloroform to her Ma-
« jesty at the birth of the Prince Leopold » — le Dr Snow,
dans son Substantiel Volume « On Chloroform and other
Anesthetics » arrive aux mêmes conclusions que le
Dr Blot.

Un seul cas à la charge du chloroforme pendant l'accouchement était arrivé à sa connaissance, et, dans ce cas
unique, le malheur avait frappé, en l'absence de tout médecin : « no medical man was present...» L'accoucheur dormait, et la dame, en cachette, aspirait à sa manière le
chloroforme, avec l'aide d'une *nurse* ou garde-malade. Le
Dr Snow ajoute : « Il est bon de remarquer que l'accident
« ne serait peut être pas arrivé, si l'opposition au chlo-
« roforme n'avait pas été si grande de la part du médecin. »
Voilà certes une série de circonstances fort atténuantes en
faveur du chloroforme administré *secundùm artem*. Ne
va-t-il pas sans dire, en effet, que si l'on recommande
l'emploi du chloroforme dans l'accouchement, c'est à la
condition expresse qu'il ne sera jamais donné que par des
mains expérimentées, vigilantes et autorisées. Il y aurait
évidemment imprudence grave à s'abandonner, pour un
pareil service, aux soins du premier venu ; c'est un point
sur lequel il n'y a pas lieu d'insister.

« Les exemples assez fréquents de mort subite, observés
« *par les chirurgiens*, même les plus habiles et les plus
« prudents » pour me servir d'un membre de phrase de
M. Blot, ceux plus fréquents encore arrivés chez les dentistes, disent assez avec quelles précautions il faut manier
les anesthésiques. Mais, en définitive, puisque, d'après les
autorités et les faits que nous avons cités, puisque le chloroforme est resté inoffensif dans les mains des vrais accou-

cheurs, il est clair que si les chirurgiens et les dentistes ont le droit de s'en servir, les accoucheurs, à plus forte raison, continueront à l'avoir.

Quant à ceux qui nous disent : « les douleurs de l'accou-« chement sont *naturelles*, sont *nécessaires ;*... il faut se « garder de les diminuer, de les calmer...| » nous leur ferons d'abord remarquer que s'ils avaient à passer eux-mêmes par les horribles douleurs de l'enfantement, ils changeraient probablement de sentiment; ensuite, que signifie de dire : les douleurs de l'accouchement sont *naturelles !* Est-ce que toutes les douleurs ne le sont pas ? Celles de l'enfantement seraient *nécessaires !* Cela veut dire qu'elles étaient *inévitables*. Elles ne le sont plus; l'expérience le prouve. On aura beau faire, il restera incontestable que ces douleurs là, même quand elles sont supportables, sont plus grandes et plus longues que celles qu'on subit sous la main du dentiste ou du chirurgien; de plus, en les calmant avec le chloroforme, on fait courir à la patiente infiniment moins de risques.

A la vérité, après les opérations dentaires et chirurgicales, les choses sont très simples ; c'est à peu près comme si l'anesthésique n'avait pas été administré. Après, et même pendant l'accouchement, les choses sont plus complexes : il y a deux êtres en jeu, et, dans des conditions tontes spéciales. Il y avait donc lieu d'étudier ce qui allait se passer.

Ici encore, l'expérience a été complètement favorable au chloroforme.

« Tous les observateurs sont à peu près d'un avis com-« mun pour reconnaître que l'anesthésie n'exerce pas d'in-« fluence fâcheuse sur le fœtus. » — Blot — p. 36. Voilà pour l'enfant ; voyons pour la mère.

Voici d'abord le sentiment de Simpson, interprété par M. Blot : « Suivant Simpson, et plusieurs autres confrères « de la Grande-Bretagne, non seulement les femmes qui « ont respiré le chloroforme pendant l'accouchement ne « sont pas plus exposées que d'autres aux accidents divers « qui peuvent compliquer le travail ou les couches, mais « encore elles jouiraient d'une *immunité* qui tiendrait « presque du merveilleux. Elles seraient ainsi soustraites « à toutes les craintes qui les assiègent ordinairement ; « elles éviteraient ainsi l'ébranlement nerveux, l'épuise- « ment, voir même les fatigues. Comme conséquence de « tous ces avantages, leur rétablissement serait beaucoup « plus rapide, et les inflammations consécutives, d'ailleurs « beaucoup plus rares, se termineraient ordinairement « d'une manière moins fâcheuse que chez les femmes « qu'on n'aurait pas fait profiter des bénéfices de l'anés- « thésie. »

Mon observation particulière, si bornée qu'elle soit, mais qui me permet de comparer bon nombre d'accouche-ments *des mêmes personnes*, autrefois sans chloroforme, aujourd'hui avec l'aide du précieux anésthésique, mon observation est complètement d'accord avec celle du pro-fesseur Simpson.

Laissons maintenant parler M. Blot pour son propre compte : « Ainsi donc, en dernière analyse, il n'existe pas « encore, dans les observations publiées, de cas de mort « survenue, d'une manière non douteuse, sous l'influence « du chloroforme administré à une femme en travail. » P. 35.

« Si maintenant nous cherchons à voir qu'elle a pu être « l'influence de l'anesthésie sur la marche des phénomènes « qui suivent l'accouchement, comme les tranchées, l'écou-

« lement lochial, la sécrétion laiteuse et la durée du temps
« des couches, nous trouvons qu'au dire de presque tous
« les observateurs, cette influence n'a nullement été fâ-
« cheuse. La sécrétion laiteuse s'est effectuée normale-
« ment, les femmes se sont rétablies aussi facilement que
« de coutume, et même, suivant quelques-uns, avec un
« peu plus de promptitude. Quant aux accidents qui se
« développent quelquefois à la suite de l'accouchement, ils
« ne paraissent pas avoir été plus fréquents chez les femmes
« qui ont été soumises à l'anesthésie. » P. 35.

Pour terminer, je me contenterai de reproduire les deux
premières conclusions de la thèse de M. Blot ; elles résu-
ment complètement tout son travail :

« 1° L'anesthésie peut atténuer, supprimer même les
« douleurs de l'accouchement, sans suspendre les con-
« tractions de la matrice, ni celles des muscles abdomi-
« naux, quoiqu'elle affaiblisse la résistance musculaire du
« périnée ;

« 2° Jusqu'à présent l'anesthésie n'a pas paru exercer
« d'influence fâcheuse sur la santé ou la vie de la mère, pas
« plus que sur celles de l'enfant. »

Donc il n'y a pas de danger, pas même d'inconvénients,
ni pour la mère, ni pour l'enfant, à se servir du chloroforme pendant l'accouchement ordinaire ; au contraire, il
y a tout avantage à le faire, puisqu'il favorise le travail en
relâchant les muscles opposants, sans diminuer l'effort de
ceux qui lui servent ;... puisque, de plus, il soustrait la
femme aux plus grandes douleurs connues ! Donc il est
permis, il est même utile d'avoir recours au chloroforme
dans l'accouchement.

Ces conclusions sont celles que le bon sens tire forcé-
ment des prémisses établies dans tout le travail de M. Blot,

aussi bien que de ses deux dernières conclusions. Malheureusement, il ne s'y est pas arrêté ; il en a émis plusieurs autres, en complète contradiction avec les deux premières. Je citerai la troisième et la quatrième, les seules qui aient trait au sujet qui nous occupe.

« 3° Néanmoins, comme l'expérience a montré aux *chi*« *rurgiens* que les anesthésiques pouvaient, à raison de « susceptibilités individuelles, amener de graves accidents « et la mort, alors même qu'ils sont administrés à faible « dose, je crois rationnel et prudent d'en réserver l'usage « pour certains cas, dont quelques-uns peuvent être spéci« fiés d'avance et dont quelques autres seront laissés au « jugement, au tact, et à l'intelligence de l'accoucheur.

« 4° L'anesthésie me paraît surtout indiquée dans les « accouchements pénibles, laborieux et compliqués, ainsi « que *dans toutes les opérations* obstétricales qui doivent « ajouter à la douleur que la femme aurait éprouvée si « elle était accouchée spontanément. Il faut s'en abstenir « dans les accouchements naturels, simples, qui ne sont « accompagnés que d'une douleur modérée, supportable, et « efficace. »

Comme on le voit, l'auteur auquel j'ai emprunté mes principaux faits et arguments soutient l'opinion contraire à celle que j'ai embrassée ; cette remarque donne évidemment d'autant plus de valeur à mes emprunts. Si d'ailleurs on veut bien réduire à leur plus simple expression les deux conclusions que je viens de reproduire intégralement, il reste ceci :

« L'expérience a montré *aux chirurgiens* que les anes« thésiques pouvaient amener de graves accidents et la « mort.... ;

« L'anesthésie paraît (donc) surtout indiquée dans les

« *opérations obstétricales*..... c'est-à-dire, apparemment,...
dans *les cas chirurgicaux* des accouchements ».

Par opposition, il résulte de l'étude de la thèse de
M. Blot, qu'*en fait*, les anesthésiques n'ont jamais causé
d'accidents durant les accouchements naturels ; qu'ils ont,
au contraire, toujours rendu l'immense service d'en atténuer, sinon d'en supprimer les douleurs.

Donc, s'il y a quelques raisons de ne pas recourir au
chloroforme, c'est dans *les cas chirurgicaux*, et non pas
dans les accouchements naturels.....

Point du tout, conclut M. Blot : « Il faut s'en abstenir
dans les accouchements naturels et simples..... »

La contradiction est flagrante ; elle ne peut s'expliquer
que par l'extrême respect de M. Blot pour l'autorité de ses
maîtres, les professeurs Paul Dubois et Depaul, tous deux
opposés à l'emploi du chloroforme dans l'accouchement
naturel.

Assurément, l'autorité de ces deux maîtres est grande.
Mais, en matière d'*opinion*, si grandes que soient des autorités, on est assuré d'en trouver toujours, d'une égale
valeur, dans le camp opposé. En particulier sur la question
que nous étudions, nous avons vu qu'aux noms de Paul
Dubois et de Depaul, on peut opposer ceux de Simpson et
de Snow, c'est-à-dire l'école anglaise à l'école française.
Ce n'est donc pas aux autorités, aux noms propres qu'il
faut en appeler ; c'est aux faits et au raisonnement, c'est-
à-dire à l'expérience et à la logique. Nous croyons l'avoir
fait dans ce petit travail, et, l'expérience et la logique se
sont montrées tout à fait favorables à l'emploi du chloroforme dans l'accouchement naturel.

TRAITEMENT MÉDICAL ET CHIRURGICAL

DE L'ACCOUCHEMENT NORMAL

Premier article publié dans le « New-Orleans Medical and Surgical Journal », n° de septembre 1875, (p. 188.)

D'une manière générale, il est certain que les fonctions animales, à l'état de santé, doivent s'accomplir au moins sans souffrance ; toute fonction devenue douloureuse est, en effet, par là même, passée à l'état pathologique.

Travailler à apaiser et à abréger les douleurs de l'enfantement, c'est donc travailler à le ramener aux conditions d'une fonction physiologique ; c'est agir en vrai médecin, en médecin hippocratique « ministre et interprète de la nature».

Il n'y a que l'impuissance où a été l'Art, jusqu'à notre temps, pour lutter, efficacement et sans danger, qui ait pu les faire accepter si courageusement par la femme, et abandonner à la nature si facilement par le médecin. C'est cette impuissance, avouons-le franchement, qui a fait déclarer *physiologiques* (comme si des douleurs pouvaient être physiologiques !) les plus grandes souffrances que l'humanité ait été condamnée à subir, et les a fait juger même *nécessaires*, par quelques-uns, entre autres, par le Dr Meigs de Philadelphie.

Les douleurs de l'enfantement étaient nécessaires, en ce sens qu'elles étaient inévitables; elles étaient physiologiques en ce sens qu'elles étaient restées jusqu'ici inséparables du dernier acte de la grande fonction de génération; mais, dès qu'on a pu les séparer de ce dernier acte, en les annulant plus ou moins, on a bientôt reconnu qu'au lieu d'être nécessaires, ces douleurs sont, au contraire, inévitablement *nuisibles*. L'application des anesthésiques au travail de l'enfantement a permis, en effet, d'en analyser les phénomènes ; de la sorte, on a pu séparer ce qu'il y a de physiologique et nécessaire de ce qu'il y a de pathologique et contingent dans ce travail : ce qui y est nécessaire et physiologique, ce sont les *contractions utérines*; ce qui est pathologique et contingent, ce sont les *douleurs utérines*. Or, le chloroforme n'atteint que ces dernières; il laisse intactes les contractions de l'utérus.

Ce merveilleux agent, ramenant ainsi l'accouchement aux conditions *anodyniques ou non douloureuses*, d'une fonction physiologique, mérite bien d'en être reconnu comme le remède propre. Il l'est à bien plus juste titre que l'éther, parcequ'il agit plus vite, à moindres doses, d'une manière à la fois plus rapide et plus fugitive ; en sorte qu'il peut poursuivre les douleurs de l'accouchement, en prenant comme elles, quand il le faut, des allures *intermittentes*, bien mieux que l'éther.

Vouloir aider la femme en travail, vouloir la soulager dès qu'elle souffre outre mesure, et surtout quand ses douleurs doivent durer longtemps, c'est sentir, c'est comprendre la nécessité d'un traitement médical de l'accouchement.

Dans ce traitement, il nous paraît qu'il y a d'abord à faire la part de la garde-malade, de l'*obstetrix* : les demi-bains et les bains, les injections rectales et vaginales, les onctions, les frictions des lombes, etc., sont de petits soins qui soulagent ; ils peuvent suffire au travail naturel ; ils lui ont bien suffi pendant des siècles! la « natura medicatrix » se charge du reste.

Mais, qu'il est grand le nombre de cas où les douleurs deviennent si fortes et durent si longtemps, que, ne pas les soulager ou les abréger, quand on le peut sans danger, c'est plus que de l'indifférence, c'est de l'*imprudence* ! ...Alors, le médecin devient donc nécessaire...; ou bien, le chirurgien le sera à son tour, avant la fin de l'accouchement.

Quel est le praticien qui ne rencontre pas, de loin en loin, de ces personnes robustes et nerveuses, éminemment pléthoriques, chez lesquelles il y a, avant le vrai travail, comme un travail préparatoire, touchant aux conditions d'un état morbide, et pendant lequel une température sur-physiologique se développe, une fièvre enfin, dont les conséquences peuvent être fâcheuses, si un médecin judicieux n'intervient pas ?

De nos jours, sous l'empire de la réaction qui s'est opérée contre le système anti-phlogistique de Broussais, on a proscrit, d'une manière presque absolue, la saignée, dont nos prédécesseurs, il faut le reconnaître, avaient abusé, en France surtout ; d'une exagération on tombe ainsi presque toujours dans une autre ; il n'en reste pas moins vrai que des déplétions sanguines peuvent être quelquefois très utiles, bien qu'assez rarement, même pendant le travail de l'accouchement, chez des personnes qui présentent les conditions dont nous venons de parler ; une saignee peut alors, faite à propos, prévenir des malheurs. Le plus souvent, quelques opiacés, quelques antispasmodiques même, peuvent suffire : quelques gouttes de laudanum, par la bouche ou le rectum, une injection sous-cutanée de morphine, une potion à l'hydrate de chloral (1875), la valériane, l'assa fœtida peuvent rendre de signalés services, et préparer très heureusement l'action ultérieure des inhalations de chloroforme. Ne faut-il pas un médecin pour juger de l'opportunité de toutes ces choses, et les faire administrer convenablement, c'est-à-dire *secundùm artem ?*

Ce n'est pas tout. Le rôle du médecin ne doit pas se borner à maîtriser et à dominer les douleurs de l'enfantement ; il doit aussi surveiller et diriger les contractions de l'utérus, pendant le travail, ces contractions si spéciales qui en accomplissent la partie vraiment physiologique.

Il convient donc que le médecin puisse agir aussi sur l'élément *musculaire utérin*, lequel peut pécher par excès ou par défaut. Quand c'est par excès que pèchent les contractions utérines, l'opium, qui déjà agit contre l'élément douleur, peut suffire pour modérer l'élément musculaire utérin ; quand c'est par défaut, la matière médicale met à la disposition de l'homme de l'art une substance particulière, à *action élective* sur les fibres musculaires de l'utérus, l'*ergot de seigle.* On ne saurait méconnaître les services importants que peut rendre, pendant le travail, cette précieuse substance, dans des mains prudentes et expérimentées ; mais, surtout dans l'intérêt de la vie de l'enfant, avec quelle réserve, avec quelle circonspection, il faut en user! Que d'abus, que d'imprudences de ce côté !

Quoi qu'il en soit, voilà donc une série d'agents thérapeutiques, presque spéciaux, pour l'utérus en travail : le

Faget.   5

chloroforme, l'opium, l'ergot,... et, l'on voudrait que *le mal d'enfant* ne fût qu'un acte purement physiologique, une simple fonction naturelle ! La vérité, au contraire, est que, c'est si bien *une fonction passée à l'état pathologique*, que très peu d'états morbides, très peu de maladies, méritent autant toutes les sollicitudes de l'art et son active intervention ; on peut même ajouter, comme nous venons de le faire, qu'il y a très peu d'états morbides contre lesquels la matière médicale fournisse autant de ressources *spéciales*, pour ne pas dire *spécifiques :* ergot, opium, chloroforme et chloral:

Aussi, non seulement les médecins, mais les chirurgiens encore plus, sont fort disposés à se mêler du *mal d'enfant;* ces derniers ont réussi même à faire accepter auprès de plusieurs, ce préjugé « que l'accouchement est une affaire de chirurgie », et ne se font pas faute, en effet, d'y mettre la main, au moindre prétexte. Combien il y en a qui appliquent même le forceps, alors qu'un peu de patience aurait suffi pour voir la fin d'un accouchement!...Mais, dans le travail naturel, il ne peut être question de recourir au forceps qu'au détroit inférieur ; par conséquent fort tard, le plus souvent après de longues souffrances, et alors que ce n'est plus que pour gagner un peu de temps. Est-ce alors la peine d'épouvanter une femme, avec l'un des instruments les plus redoutés de l'arsenal chirurgical ? Est-ce la peine, même d'effaroucher sa pudeur, comme cela est inévitable avec le forceps, quand un peu de chloroforme ferait disparaître toutes les difficultés !

Frappés de ces raisons, d'autres chirurgiens sont d'opinion qu'ils doivent intervenir beaucoup plus tôt, et non seulement recourir volontiers à l'*accouchement forcé*, dans presque tous les cas de travail naturel, pour aider, à la fin, la tête à franchir le dernier passage qui est si douloureux,

le passage de l'anneau vulvaire, mais ils soutiennent même
qu'il y a lieu d'*activer artificiellement*, et de bonne heure,
la *dilatation du col*.

Des pressions ménagées du col avec les doigts, sortes de
manipulations, pour en accélérer l'amincissement et l'effacement, ont dû être pratiquées de tout temps. Cette action
digitale sur le col est l'enfance de l'intervention *chirurgicale;* elle n'est pas sans inconvénients, et sans dangers, par
les abus auxquels elle peut donner naissance.

« Dès 1855, Mattei employait, pour hâter la dilatation
« du col dans un travail trop lent, une vessie de mouton
« qu'il liait sur une sonde métallique, et qu'il distendait
« au moyen d'une injection d'eau. » (Joulin, p. 1112.)

L'idée était ingénieuse, et elle a conduit au procédé artificiel qui se rapproche le plus possible du procédé naturel :
cette poche d'eau artificielle, introduite dans le col, et
agissant par pression douce du *dehors au dedans*, imite
autant que possible la vraie poche des eaux, la poche
naturelle, pressant du *dedans au dehors*, sous l'effort des
contractions utérines, l'orifice de la matrice, pour l'en-
tr'ouvrir en l'amincissant graduellement.

Les tubes et sacs en caoutchouc de Barnes et Tarnier,
employés pour l'accouchement prématuré artificiel, consti-
tueraient, dans leur application aux accouchements trop
lents, un progrès sur la vessie de mouton de Mattei.

Mais, cette dilatation artificielle du col est une intervention chirurgicale, déjà instrumentale ; elle demanderait
l'emploi du chloroforme ; or, avec le chloroforme, on doit
pouvoir ordinairement attendre patiemment la dilatation
naturelle même lente de l'organe, puisque les douleurs de
l'enfantement, avec lui, sont maîtrisées, et même annulées,
si on le veut bien. Dès lors, à quoi bon intervenir chirur-

gicalement, puisque tout le bénéfice, avec les instruments, consiste à gagner un peu de temps? L'intervention du médecin est autrement utile; non seulement elle contribuera aussi à abréger le travail, mais elle en fera cesser les douleurs, et saura de plus remplir les mille indications thérapeutiques qui pourront se présenter.

Les disciples de Broussais en étaient arrivés à saigner à peu près toutes les femmes en travail; il est tout simple que ceux de l'école de Brown aient eu recours, dans les mêmes circonstances, aux *stimulants*, aux *stimulants alcooliques* bien entendu, et, en soient arrivés, avec ces stimulants, à viser même à des *effets anesthésiques*, aujourd'hui qu'il s'agit, pour quelques-uns, de faire *préférer les liqueurs fortes au chloroforme*, pour empêcher la femme de sentir les douleurs de l'enfantement.

Mais, pour obtenir, pendant l'accouchement, des effets efficaces avec les alcooliques, des effets anodyniques, il faudrait évidemment pousser les choses fort loin,... disons le mot... jusqu'à l'*ivresse*! Au degré de l'*ivresse alcoolique*, il est certain qu'une femme peut accoucher sans en avoir conscience; il y en a des faits !

L'ivresse, même au vin de champagne, même sous la conduite d'un homme de l'art, ne laisserait pas que de constituer une *méthode obstétricale*, quelque peu aventureuse, et d'une moralité douteuse; sans faire appel aux Sociétés de tempérance, il n'est sans doute pas à craindre que l'application s'en généralise.

Mais, de l'alcool, la chimie moderne a su tirer deux autres produits bien plus subtils, deux sortes de *quintessences*, l'éther et le chloroforme. Comme on le sait, en faisant distiller l'alcool avec de l'acide sulfurique on obtient l'éther ; en le faisant distiller avec du chlorure de chaux, on a le chloroforme. Entre les mains du médecin, le chloroforme est un agent thérapeutique, comme tous ceux de la matière médicale ; Channing l'a appelé « le spécifique de la douleur », (remedy of pain). A l'air libre, le chloroforme se transforme en une vapeur si subtile que cette vapeur peut être respirée ; ainsi prise par inhalation, elle pénètre immédiatement dans le sang et ne l'altère en rien; puis elle en sort, par exhalation, aussi vite qu'elle y a pénétré.

Pendant ce rapide passage au travers du sang, les centres nerveux en ont nécessairement subi le contact ; or, les effets produits par ce contact sont d'une promptitude étonnante, et, ils cessent aussi vite qu'ils se sont produits. On voit de suite comment de pareilles propriétés s'adaptent heureusement au mode des douleurs de l'enfantement, ces douleurs intermittentes, aussi profondes qu'elles sont fugitives, qui renaissent et cessent de moment en moment, pour recommencer indéfiniment, et ne s'arrêter enfin qu'alors que le travail est achevé.

D'ailleurs, le médecin est toujours le maître de ses doses, avec un pareil médicament, administré de ses propres mains, sous forme de vapeur, et *à l'air libre*. C'est en effet à l'atmosphère que le praticien emprunte ici le menstrue qui en est le délayant, ou plutôt le support naturel ; il n'y a donc qu'à laisser passer l'air, pour affaiblir, étendre à discrétion et de suite, l'*essence anodynique* qu'on fait respirer.

Comme nous l'avons fait remarquer plusieurs fois, le chloroforme inhalé pendant le travail de l'enfantement, fait bien vite sentir ses effets calmants sur *les douleurs*, mais nullement sur *les contractions* de l'utérus ; à moins d'excès très grands dans les doses et dans la durée des

inhalations, à moins d'inhalations trop hâtives et préma-
turées, avant que l'accouchement ne soit suffisamment
avancé, il est prouvé, par l'expérience de chaque jour, que
le chloroforme apaise les douleurs de la matrice en travail,
sans en diminuer les contractions ; il les régularise, sans
les affaiblir, même avant de produire l'ébriété ou le sommeil, et même quelquefois sans émousser du tout la sensibilité tactile générale.

Quant aux petits troubles vers l'ouïe, au début des inha-
lalations, ils sont passagers et cessent d'ordinaire d'eux-
mêmes ; que s'ils persistent au point d'être désagréables,
et s'ils s'accompagnent d'une trop grande excitation générale, il suffit de donner un peu plus de chloroforme, pour
tout faire rentrer dans le calme. La conservation de la sensibilité tactile, au milieu de ce calme général, porté jusqu'au sommeil, est un phénomène très remarquable.

Je pourrais nommer plusieurs dames qui, sous l'action
du chloroforme, et devenues insensibles *aux douleurs* utérines, ne pouvaient être effleurées du bout du doigt, sans
qu'elles le sentissent aussitôt. L'une d'elles disait, tout
essoufflée par ses efforts, pendant les dernières tranchées
de son premier accouchement : « Je sens bien que je force… ;
« je ne puis pas dire… que je souffre ! » Cette même personne,
à son second accouchement, pendant le même moment
d'ordinaire si pénible, si laborieux, dormait en travaillant
énergiquement ; et, une fois réveillée ne se souvenait de
rien. — Une autre que j'ai déjà citée aussi, tout endormie
pendant les derniers efforts du travail, avait si bien con-
servé intacte sa sensibilité tactile que, chaque fois qu'une
mouche se posait sur son visage, on voyait se soulever les
muscles de la face pour la chasser.

Etrange sommeil, pendant l'accouchement, que ce som-

meil (anodynétocique), dû au chloroforme ! Étrange sommeil, pendant lequel les plus grands efforts des muscles
volontaires même s'accomplissent, la sensibilité de la peau
reste normale, et le travail de l'enfantement s'achève,
comme un rêve qui ne laisse pas de traces ! « Vous voulez
me faire croire que je suis accouchée...! » me disait une
dame, au sortir de ce laborieux sommeil, avec l'expression
de la plus parfaite incrédulité, une dame à laquelle je
demandais « si elle n'entendait donc pas les cris de son nou-
veau-né ? » — « Vous allez me faire croire que je suis accouchée !!! » répétait-elle dans l'étonnement le plus profond,
sans réussir à en croire ni ses oreilles, ni ses yeux ! Elle ne
se souvenait de rien, depuis les premières inhalations ;
tout s'était passé comme en son absence.

Les faits cliniques, ainsi observés au *lit de misère* d'autrefois, transformé pour quelques-unes, par le chloroforme,
en *lit de repos*, viennent donc en s'accumulant chaque jour,
témoigner de plus en plus en faveur de l'action spécifique
de ce médicament, convenablement administré, comme
remède des douleurs de l'enfantement.

Pour avoir l'occasion d'observer des cas analogues à
ceux que je viens de rappeler, il ne faut viser qu'à la sup-
pression de la douleur, à l'état *anodynique* de la femme,
et nullement à l'état anesthésique. En termes techniques,
on pourrait dire : il faut faire de l'*anodynétocie* et non
point de l'*anesthésitocie* ou *anesthésie obstétricale*.

Ces mots disent, en quelques syllabes, ce qu'on exprime-
rait moins clairement, et moins catégoriquement, avec de
longues périphrases ; nous nous permettrons donc de nous
en servir quelquefois, malgré notre répugnance pour les
abus du grec dans la langue médicale.

Il est essentiel de bien comprendre que c'est l'élément

douleur (οδυνη douleur), qu'il s'agit surtout de combattre dans l'accouchement ; tant mieux quand on y réussit, sans toucher à la *sensibilité générale*, et sans exciter ou engourdir, sans troubler enfin les fonctions cérébrales.

La douleur est, en effet, un *facteur nuisible* et *destructeur* dans tout *organisme* vivant; elle ne peut être utile, pendant l'accouchement, qu'en tant qu'*avertissement*, ou appel fait à l'homme de l'art; mais, c'est un appel auquel nul n'a le droit de rester sourd.

L'apaisement des douleurs utérines, pendant l'accouchement, ce n'est pas simplement le gain, inestimable pour la femme, d'échapper aux plus grandes douleurs qu'elle puisse subir, c'est aussi ce résultat, extrêmement précieux pour elle, d'échapper, en partie au moins, aux *dangers* qui trop souvent accompagnent ou suivent la crise suprême de la fonction de génération, surtout quand cette crise est trop longue et trop douloureuse.

Simpson a formulé une vraie loi, quand il a dit, p. 536: « the saving of human suffering implies the saving of human life » (épargner à l'humanité des douleurs, c'est ménager sa vie).

Les mots *anodynétocie*, et *analgésitocie* (αλγός, douleur) son équivalent, signifiant tous deux « *anodynie obstetricale* », pourraient servir à exprimer l'ensemble des moyens thérapeutiques qui constituent le « *Traitement médical de l'accouchement* » dont nous avons essayé de donner une idée dans ce cahier; tandis qu'il nous semble que le mot « *anesthésitocie* », équivalent de la locution *hybride* « anesthésie *obstétricale* », devrait être réservé à l'application de l'*anesthésie* aux *opérations obstétricales*, c'est-à-dire à la *chirurgie des accouchements*.

A mesure que l'*anodynétocie* ou « *anodynie* obstétricale », *affaire toute médicale*, entrera dans la pratique courante, on verra, sans aucun doute, le chapitre « *dystocie* » des Livres d'*Obstétrique* perdre de son importance, et l'intervention chirurgicale être de moins en moins nécessaire, pendant le travail de l'enfantement.

Second article publié dans le nº de janvier 1876 du « New-Orleans Medical and Surgical Journal » après traduction par le Dr F. Gaudet.

INNOCUITÉ DU CHLOROFORME
PENDANT L'ACCOUCHEMENT.

> « We must take care not to confound
> « coïncidence and sequence. »
> SIMPSON.

Comme il fallait s'y attendre, on a fait au traitement des douleurs de l'accouchement avec le chloroforme toutes sortes d'objections..., même religieuses.., même morales ; dans un journal de médecine, nous n'avons à nous occuper que des objections médicales; aux autres il a été répondu par les théologiens et les moralistes.

Quant aux objections médicales, elles ont aussi été réfutées, dès le début, par Simpson lui même ; mais pour quelques-unes, ce n'était qu'avec le temps qu'on pouvait juger de la valeur des réponses. Maintenant, qu'il y a plus de trente ans que le chloroforme est expérimenté dans l'univers entier, pendant le travail de l'enfantement, un jugement définitif peut être porté.

Les malheurs arrivés aux chirurgiens avec le chloroforme, et surtout ceux observés chez les dentistes, ont singulièrement nui à la généralisation rapide de l'emploi du chloroforme dans l'accouchement. Cependant, pour peu qu'on y réfléchisse, il est impossible de ne pas reconnaître de suite les différences profondes qui séparent les faits chirurgicaux de ceux de la pratique obstétricale.

Pour les opérations chirurgicales et dentaires, avant toute douleur, il faut produire un état anesthésique complet, et y arriver très vite, sans transition ; chez les opérés, il n'y a nulle réaction de l'organisme pendant l'action du chirurgien ; il y a plutôt, avec la perte de sang, dépression actuelle des forces physiques et morales. Au contraire, pendant l'accouchement, il y a, avant tout, des douleurs, de grandes douleurs, qui reviennent d'instant en instant et qu'il s'agit d'apaiser ; ensuite, on n'a pas besoin pour y réussir, de produire l'état *anesthésique*, surtout *chirurgical* ; car, il suffit de proportionner les effets du calmant aux douleurs contre lesquels on lutte ; enfin, ces douleurs elles-mêmes qui reviennent à chaque instant, réveillent à chaque fois les forces vives de l'organisme.

Mais, avant toute explication, examinons simplement les faits, ou plutôt, examinons d'abord les résultats de l'expérience générale ; il nous suffira, pour les connaître de consulter les livres d'accouchements, publiés surtout en Angleterre et en France, pendant ces vingt dernières années.

Les écrits qu'a laissés Simpson, sur la question que nous étudions, sont déjà, à notre jugement, parfaitement décisifs ; mais, il est permis de soupçonner un peu d'enthousiasme chez un inventeur ; consultons plutôt une autre grande autorité obstétricale de la Grande-Bretagne, Churchill, qui d'ailleurs avait pu profiter, pour son édition de 1865, de l'expérience des dix-huit années écoulées depuis la découverte. En voici quelques passages :

« 375. — Voyons maintenant quel a été le résultat de « l'emploi du chloroforme dans l'accouchement. Il a été « largement expérimenté en Angleterre, en Amérique, sur « le continent, dans des milliers de cas ; voici ce résultat : « 1° Dans la pratique obstétricale, il n'y a pas d'exemple « de mort qu'on puisse directement attribuer au chloro- « forme administré par des médecins. Dans les cas avan- « cés par M. Gream et le Dr Ramsbotham, il n'y a rien qui « prouve que la mort n'ait pas été due aux circonstances « du travail, et point du tout au chloroforme... 4° Dans « la grande majorité des cas, le chloroforme n'a point eu « d'effet sur le travail, si ce n'est de suspendre tout effort « volontaire, quand l'insensibilité était complète. Avec une « dose plus faible, bien que le soulagement soit très grand, « la patiente ne devient pas insensible, et, elle est capable « de grands efforts... 5° Les doses peuvent être mesurées « de telle sorte qu'un soulagement très grand est obtenu, « sans produire l'insensibilité, et sans courir les risques, « quels qu'ils soient, de la dose complète (full dose). . Qu'il « y ait eu des cas malheureux qu'on a tenus cachés, c'est ce « que nous ne pouvons dire... Nous ne pouvons accorder « aucun poids à une telle supposition... »

Dans les « Traités d'accouchements » de l'Ecole de Paris, publiés à la même époque, et même postérieurs de deux années au livre de Churchill, celui de Joulin (1867) et celui de Cazeaux et Tarnier, même année (7ᵉ édition), voici ce qu'on lit : 1º à la page 642 de Joulin :

« En résumé, sur des milliers d'observations, on n'a pas
« signalé un seul cas de mort survenue pendant l'accou-
« chement, sous l'influence du chloroforme, administré par
« un médecin. » Et, 2º, à la page 940 de Cazeaux et Tarnier :
« Bien que le nombre des femmes soumises aux inhalations
« soit déjà très considérable (en 1867, il s'élevait à des
« millions !) on ne peut citer *aucun cas* dans lequel la mort
« subite puisse raisonnablement leur être attribuée. »

Enfin, en 1874, un médecin, Anglais d'origine, mais Français par l'éducation, le Dʳ Campbell, ancien chef de clinique de la Faculté, après trente années de pratique des accouchements à Paris, dans les plus hautes classes de la société, a publié un « Mémoire sur l'anesthésie obstétri-cale », dans lequel il va jusqu'à admettre « *une certaine immunité* de la femme en travail, contre l'intoxication chloroformique. » Voici le passage (p. 19) où il suggère l'admission de cette immunité :

« Ce fait heureux, à savoir que, depuis vingt-cinq ans,
« dans le monde entier, pas un seul cas de mort en obsté-
« trique, n'a pu être attribué à l'usage des anesthésiques ;
« ce fait, dis–je, rapproché de cette vérité malheureuse que
« les cas de mort en chirurgie, dus au chloroforme, ne sont
« pas absolument rares, ne fait-il pas songer à l'existence
« possible d'une certaine *immunité* de la femme en travail,
« contre l'intoxication chloroformique ? »

Ajoutons ici, en passant, que nous venons de lire dans le « Traité d'accouchements » du professeur Playfair de Londres, dont l'édition est de 1876, la confirmation du même fait, dans les termes suivants, page 268 :

« C'est une circonstance heureuse que jusqu'ici il n'a

« pas été, que je sache, rapporté dans les annales de l'obsté-
« trique, un seul cas de mort, pendant les inhalations de
« chloroforme administré pour l'accouchement. »

Un pareil fait, bien que négatif, mais établi d'une manière aussi générale, me paraît démontrer définitivement
l'*immunité* dont parle le Dr Campbell. Il y a longtemps
que j'y crois ; aussi, dès mes premiers essais du chloroforme dans l'accouchement naturel, je me suis permis de
l'administrer, comme expérimentation, pendant toute la
durée des accouchements les plus longs de primipares, et
toujours avec le succès le plus grand.

Une fois cependant, à la suite de ces grandes et longues
inhalations de chloroforme, et pendant les derniers et violents efforts expulsifs d'un premier accouchement, qui
avait été déjà fort long et fort pénible, j'ai vu un *vomissement de sang*, de sang noir comme celui qui est rejeté dans
le cancer de l'estomac. Mais il faut dire que le médecin
de l'accouchée, le Dr Touatre, et moi qui l'aidais, nous
avions donné le chloroforme dès les premières douleurs ;
que l'administration en avait été continuée *sans interruption*, nuit et jour, les médecins se relevant à tour de rôle ;
que le travail et la chloroformisation duraient ainsi depuis
plus de vingt-quatre heures, quand l'accident arriva ;
qu'enfin les quantités de chloroforme dépensées avaient
dépassé toutes les bornes ; je reste au-dessous de la vérité
en disant plus de 3 livres !

Ce vomissement de sang serait-il arrivé sans le chloroforme? J'en suis convaincu. J'avais été frappé, plusieurs
heures avant l'accident, de la congestion capillaire générale excessive de toute la surface du corps, et en particulier
du visage et du cou, dont les veines devenaient énormes,
à chaque effort, à chaque tranchée, congestion toujours

croissante à mesure que le travail avançait, et cela, chez une personne dont la peau et les muqueuses sont d'une finesse extrême. Evidemment, sans le chloroforme, les efforts d'expulsion n'eussent pas été moins énergiques.

Par bonheur, la tête de l'enfant était au détroit inférieur quand le sang fut vomi ; je pus rapidement appliquer le forceps, et la délivrance fut immédiate. Il n'y eut pas la moindre suite fâcheuse ; le lendemain une dose d'huile de ricin entraîna du sang noir qui était descendu dans l'intestin, et ce fut tout. Les suites de couches furent normales ; il n'y eut pas même de fièvre de lait.

L'enfant, parfaitement vivace, cria de suite, et ne parut avoir ressenti en rien les effets du chloroforme respiré si longtemps et si largement par sa mère. Depuis, j'ai donné une seconde fois le chloroforme à cette même dame, encore avec le Dr Touatre, pendant son second accouchement, qui n'a duré que quelques heures, et, cette seconde fois elle n'a pas su plus que la première ce que c'est que de souffrir pour mettre au monde un enfant.

Des faits analogues d'*immunité* contre l'intoxication, dans de certaines conditions, sont connus de tous, pour bien d'autres substances que le chloroforme. Qui ne sait les doses énormes de laudanum qu'on peut donner impunément dans le *tétanos* et dans le *delirium tremens* dû à l'intoxication alcoolique chronique ! Qui ne sait les doses incroyables de quinine qu'exigent certains *accès pernicieux* de l'intoxication paludéenne, doses qui en sont le seul moyen de guérison !

De même, *la tolérance* de l'organisme pour le chloroforme, pendant le travail de l'enfantement, est aujourd'hui *un fait général* établi par l'accumulation des *millions* de *faits particuliers de constante immunité*, dont nous avons

constaté l'existence, en consultant l'expérience univer-
selle.

Les explications de ces faits, si ingénieuses qu'elles puis-
sent être, n'en demeurent pas moins hypothétiques ; mais
les faits sont là, et résistent à toute critique : il y a tolérance du chloroforme pendant l'accouchement; voilà *le fait
acquis*.

En preuve, et comme par surplus, le Dr Campbell a donné
les résultats statistiques de sa pratique obstétricale, pendant 25 ans à Paris.

De 1849 à 1873, il a fait 1,500 accouchements dont 942
avec les anesthésiques et 558 sans eux ; or, sur les 558
accouchements sans anesthésiques il a eu 6 morts, tandis
que sur les 942 avec les anésthésiques, il n'en a eu que 5,
c'est-à-dire moitié moins, « 6 sur un peu plus de 500, contre 5 sur près de 1,000. »

Les 5 morts de la série anesthésiée, la seule qui nous
regarde, se divisent ainsi : 2 par fièvre puerpérale, 2 par
diphthérie, et 1 par éclampsie; encore, pour ce dernier cas
l'auteur ajoute : « Je ferai remarquer que, dans ce cas-ci, le
« chloroforme fut donné comme traitement de l'éclampsie.»
Quant aux quatre autres morts, la fièvre puerpérale et la
diphthérie suffisent bien pour les expliquer, sans en accuser le chloroforme.

Donc, dans la vaste pratique du Dr Campbell, il n'y a
pas eu de mort qu'on puisse mettre au compte du chloroforme. J'en puis dire autant de la mienne, si modeste
qu'elle soit comparée à celle du célèbre accoucheur de
Paris.

J'ai cependant vu mourir, une quinzaine d'heures après
son accouchement, une primipare à laquelle j'avais fait
respirer un peu de chloroforme à la fin d'un travail déjà

assez long ; mais elle était malade, déjà très malade quand elle avait été prise des douleurs de l'enfantement ; c'est de sa maladie, une fièvre bilieuse, laissée sans traitement, qu'elle est morte, et certainement le chloroforme n'y a été pour rien. Voici quelques détails : Quand on vint me chercher pour elle, au milieu de la nuit, on ne me prévint. pas qu'elle était malade depuis deux ou trois semaines. Très pauvre, et très désireuse d'avoir du chloroforme à son accouchement, elle avait voulu réserver toute ma bonne volonté pour l'accouchement, et avait défendu qu'on m'appelât plus tôt. A mon arrivée auprès d'elle, je constatai bien une certaine chaleur fébrile, mais je la mis sur le compte d'un travail déjà long, et, la dilatation du col étant à peu près complète, je donnai le chloroforme immédiatement, mais lentement et avec modération. Au bout d'une heure environ l'accouchement était terminé, au milieu d'un grand apaisement ; la délivrance ne présenta rien de particulier ; le globe utérin se forma bien ; seulement, je remarquai que le sang qui suivit le délivre était plus liquide et plus noir que d'ordinaire; le pouls était très dépressible. A cause de ces circonstances je restai auprès de l'accouchée plus que de coutume, afin de lui administrer moi-même quelques stimulants... Le jour venu, quel ne fut pas mon étonnement de reconnaître qu'elle avait *une jaunisse* des mieux caractérisées! A la lueur de la mauvaise chandelle qui éclairait la chambre, pendant la nuit, cette jaunisse n'avait pas été perceptible... Outre le vin de quinquina, je prescrivis du sulfate de quinine. Quand je revis l'accouchée, quelques heures plus tard, tout allait assez bien; elle avait reposé, le pouls s'était relevé, etc., etc. Mais voilà que, dans l'après-midi, *sans hémorrhagie*, même interne, je m'en suis assuré, elle tomba dans les sueurs froides, les syncopes, et mourut en quelques heures.

Une hémorrhagie fût-elle survenue dans de telles conditions qu'elle eût été pour moi une raison de penser que j'avais eu affaire ici à une fièvre bilieuse à tendances hémorrhagiques, à une de ces fièvres dites *bilieuses graves;* mais rien ne m'eût prouvé que le chloroforme eût été pour quelque chose dans cette hémorrhagie.

Voilà pourtant l'acccident possible, l'*hémorrhagie*, surtout à l'occasion de la délivrance, qui m'a toujours le plus préoccupé dans les accouchements avec le chloroforme, et, malgré l'expérience, malgré le raisonnement, j'ai été bien longtemps avant de pouvoir m'empêcher de donner un peu d'ergot de seigle à la fin du travail, en prévision d'une perte possible.

La vérité est, cependant, que depuis que je donne le chloroforme à mes accouchées, je n'ai eu qu'*une fois* affaire, jusqu'ici, à une hémorrhagie grave, et, dans ce cas unique, elle était due à des adhérences placentaires, qu'il fallut rompre pour avoir le délivre.... Je crois que la mort fut bien près.... Pendant le travail qui avait été long, le chloroforme avait été donné généreusement... et bien supporté, avec grand soulagement; mais, quand il fallut agir de la main, pour avoir le délivre, les effets en étaient en grande partie dissipés; j'en rendis donc largement à la patiente, pendant que j'opérais, et ce fut un grand bienfait.

Cette même dame, je l'ai depuis accouchée deux autres fois, toujours avec le chloroforme, et sans le moindre accident; mais ces deux autres fois encore, si l'accouchement a été facile, la délivrance ne l'a pas été; il n'y avait plus d'*adhérences*, comme obstacle à la sortie du placenta, mais les deux fois il y a eu une tendance à *l'inversion* qui a exigé les plus grandes précautions pour l'éviter.

La crainte, sans fondement aucun, d'hémorrhagies après l'emploi du chloroforme, n'avait pas laissé que de préoccuper Simpson lui-même : dans ses premiers essais, poursuivi par cette idée, il mêlait de la teinture d'ergot au chloroforme pour les inhalations.

Cependant lui-même avertit qu'il faut se mettre en garde ici contre une cause d'erreur très commune, et qui consiste à croire qu'une chose a été la conséquence d'une autre, quand il n'y a eu que coïncidence. (*Post hoc..., ergo propter hoc*). Il raconte qu'une fois, une dame à laquelle il devait donner le chloroforme, et chez laquelle il arriva après l'accouchement, eut une hémorrhagie, et il ajoute: « Si « j'étais arrivé à temps pour donner l'anesthésique, on n'au- « rait pas manqué de mettre à son compte l'accident. »

Le professeur Pajot, dans son article « Anesthésie obsté- tricale », du « Dictionnaire encyclopédique des Sciences Médicales » cite le passage suivant de Simpson :

« Mon esprit n'a jamais été complètement à l'abri de la « crainte des hémorrhagies consécutives à l'emploi de « l'anesthésie. Je ne suis pas certain de les avoir vues plus « fréquentes depuis l'usage du chloroforme ; et, je suis cer- « tain d'avoir vu des femmes ayant eu des hémorrhagies « dans des accouchements antérieurs faits sans le chloro- « forme, accoucher sans hémorrhagie lorsqu'on l'adminis- « trait. »

Et, pour son propre compte, M. Pajot ajoute, même page 497 :

« Nous n'avons pas fait, depuis l'année 1853, une seule « opération obstétricale grave, à moins d'une contre-indi- « cation formelle, sans employer l'anesthésie. Pendant

« près de trois années, à la clinique d'accouchements de
« Paris, toutes nos opérations ont été pratiquées avec
« l'aide du chloroforme. Depuis l'apparition des anesthé-
« siques, nous avons assisté, et parfois pris part, aux opé-
« rations faites par notre maître, M. P. Dubois. Dans
« quelques cas personnels, les femmes ont été maintenues
« dans l'*insensibilité*, pendant une heure ou deux (céphalo-
« tripsies répétées), *nous n'avons jamais observé d'accidents*
« *raisonnablement attribuables au chloroforme* » ..... Par
conséquent, pas plus d'hémorrhagies que d'autres accidents...

Or, si des hémorrhagies ne sont pas amenées, pas plus
que d'autres accidents quelconques, par des doses *anesthé-*
siques obstétricales de chloroforme, continuées pendant plusieurs heures, afin de maintenir dans l'*insensibilité com-*
plète des femmes soumises à des *opérations obstétrica-*
es, n'est-il pas évident qu'il n'y a pas lieu, *a fortiori*, de se
préoccuper d'hémorrhagies et d'autres accidents quelconques, pendant le travail naturel, quand on administre le
chloroforme à des doses, *non plus anesthesiques*, mais simplement *anodyniques*, c'est-à-dire suffisantes, non plus
pour abolir la sensibilité générale, mais simplement pour
empêcher la perception des douleurs ?

Post-scriptum. — Depuis que cet article a été publié,
j'ai eu le malheur (pour la seconde fois en douze ans) de
voir mourir une jeune femme quelques heures après un
accouchement pendant lequel j'avais donné du chloroforme :
la première fois, on vient de le lire, c'était une quinzaine
d'heures après l'accouchement, et c'était une *fièvre*
grave, jusque là tenue cachée, qui fut cause de la mort ;
cette seconde fois, ce fut six heures après l'accouchement,

et une perte de sang, d'ailleurs assez peu considérable, fut cause de la mort.

Voici en quelques mots ce second fait : C'était une primipare, d'une bonne santé habituelle, mais très nerveuse et très délicate, et dont la grossesse, *ce que je n'ai su que plus tard*, avait reçu un choc violent, vers la fin du terme. Pendant des troubles politiques sérieux, une échauffourée fut sur le point de s'engager sous ses fenêtres ; son mari était dans les rangs de la milice... Après cette grande émotion, elle perdit l'appétit et le sommeil, et, deux ou trois semaines plus tard, lorsque le terme fut venu, elle était encore toute languissante et affaiblie. L'accouchement fut d'ailleurs très heureux. L'accouchée désirait ardemment le chloroforme, mais, en même temps, elle en avait une peur extrême, par suite des bavardages d'amies imprudentes et mal informées...

Ce ne fut qu'alors que le travail était fort avancé, les douleurs de plus en plus insupportables, qu'elle réussit enfin à s'enhardir, et à respirer enfin convenablement l'anesthésique ; de la sorte, elle n'en prit réellement que pendant les deux dernières heures, tout au plus, mais, pendant ce temps là, avec le meilleur résultat. Tout ce passa normalement. — Une vingtaine de minutes après la venue de l'enfant, des tranchées se faisant sentir, je pressai de la main le globe utérin durci, à la façon de Crédé, et le délivre sortit aisément. — Cela fait, je passai encore environ un quart d'heure, dans un appartement voisin, à prendre quelques rafraîchissements avec le mari, et, avant de me retirer je vins dire adieu à l'accouchée, dont la toilette avait été faite, la bande abdominale appliquée, etc.; les effets du chloroforme étaient dissipés ; elle m'en rendit compte ; le pouls assez faible et assez fréquent ne donnait certainement pas cent pulsations. Je me retirai donc dans la plus entière sécurité, ne jugeant même pas à propos de parler de seigle ergoté, puisque les contractions uterines avaient été normales après la délivrance.

Quelques heures plus tard (environ trois ou quatre heures), on venait me chercher en toute hâte, en me disant qu'elle se mourait. — En effet, je la trouvai sans pouls, froide, tombant de syncopes en syncopes. Le globe utérin ne me parut pas plus développé qu'immédiatement après l'accouchement et de bonne consistance; le sang recueilli sur les linges, pouvait être évalué à dix ou douze onces... On avait donné des stimulants; j'en fis donner de plus forts; la tête fut mise en bas, des sinapismes appliqués, de la glace *intus* et *extra*... On alla chercher du seigle... Tout fut inutile; une demi-heure plus tard elle était morte; en recevant l'extrême-onction.

Il est parfaitement évident que le chloroforme n'a été pour absolument rien dans cette mort...Je puis donc continuer à penser, comme je l'ai dit plus haut, qu'il n'y a jamais eu de mort, dans ma pratique qu'on puisse mettre sur le compte du chloroforme.

Enfin, pour fermer ce cahier, je reproduis un fait que j'ai déjà présenté dans le « New-Orleans Medical Journal,» et qui offre une grande analogie avec celui de Simpson, rappelé plus haut.

Une jeune dame que j'ai accouchée de ses quatre premiers enfants toujours avec l'aide du chloroforme, et, que j'ai un peu gâtée en le lui administrant très tôt, et par conséquent longtemps, me fit demander, cette dernière fois encore, dès ses premières douleurs; je crus devoir résister à ses instances pour le chloroforme et je me permis de prendre un peu de repos. Enfin, ses plaintes devenant de plus en plus énergiques et plus rapprochées, je me disposai à céder à ses prières ; mais, avant de donner le chloroforme, je dus m'assurer des progrès du travail : ils avaient été rapides ; le col était à peu près franchi par la tête ; il n'y avait plus que le périnée qui résistât.

Comme il y avait une obliquité de la matrice à droite, fort prononcée, au lieu de donner de suite le chloroforme, j'appliquai d'abord mes deux mains sur le ventre, pour ramener l'utérus dans l'axe du bassin, et, pendant la tranchée, je le pressai assez fortement, entre mes mains largement appliquées. Il n'en fallut pas davantage pour terminer l'accouchement : cette tranchée, ainsi aidée et soutenue, fut la dernière ; fœtus et placenta furent expulsés, comme un noyau, entre les doigts. Je restai quelque peu étonné du succès de ma manœuvre et de sa rapidité surtout. Mais, cette rapidité ne fut pas sans quelques inconvénients : l'utérus débarrassé si vite, et comme par surprise, se relâcha ; en sorte qu'il se remplit de sang ; les choses allèrent jusqu'à la syncope : tête en bas, forte pression de l'utérus, avec les deux mains, ergot de seigle..., tels furent les moyens mis en action tout de suite ; ils réussirent.

Par bonheur pour le chloroforme, je n'avais pas eu le temps d'en faire respirer... Il n'y avait pas moyen ici de l'accuser... : l'*alibi* était complet.

Mais, comme dans le cas de Simpson : « Si l'anesthésique eût été respiré, l'hémorrhagie, sans aucun doute, eût été mise à son compte...»

On ne saurait donc trop le répéter avec lui : « Il faut prendre garde de ne pas confondre ce qui est coïncidence et ce qui est conséquence. »

TABLE DES MATIÈRES.

Paris. — Typ. A. Parent, rue Monsieur-le-Prince, 29-31.

LIBRAIRIE J.-B. BAILLIÈRE et Fils.

Ouvrage complet :

NOUVEAUX ELEMENTS

DE PATHOLOGIE ET DE CLINIQUE MÉDICALES

PAR LES DOCTEURS

A. LAVERAN
Professeur agrégé a l'École de médecine
de Paris

J. TEISSIER
Professeur agrégé a la Faculté
de médecine de Lyon

Paris, 1880, 2 vol. in-8° avec figures.
L'ouvrage complet **18 francs**
La 3e partie du tome II revient gratis aux souscripteurs.

NOUVEAUX ELEMENTS

DE MATIÈRE MÉDICALE ET THÉRAPEUTIQUE

EXPOSÉ DE L'ACTION PHYSIOLOGIQUE ET THÉRAPEUTIQUE DES MEDICAMENTS

PAR LES PROFESSEURS

NOTHNAGEL ET **ROSSBACH**

Traduction par le docteur ALQUIER

AVEC UNE INTRODUCTION

Par Ch BOUCHARD

Professeur de pathologie et de thérapeutique generales a la Faculte de médecine de Paris.
1880 1 vol. in-8 de 800 pages.

TRAITE PRATIQUE

DE L'ART DES ACCOUCHEMENTS

PAR LES PROFESSEURS

NAEGELE
Professeur a l'Université de Heidelberg,

GRENSER
Directeur de la Maternité de Dresde

Traduit sur la sixieme et derniere edition allemande, annoté et mis au courant
des derniers progres de la science,
Par G.-A, AUBENAS
Professeur agrégé a l'ancienne Faculté de médecine de Strasbourg.
Ouvrage précedé d'une introduction
Par J.-A STOLZ
Doyen de la Faculté de médecine de Nancy.
2e édition revue et augmentée
Paris 1880, 1 vol. in 8, 900 pages, 1 planche et 250 fig Prix   12 fr

TRAITE PRATIQUE

DES MALADIES DES VOIES URINAIRES

Par Sir Henry THOMPSON,

Professeur de Clinique chirurgicale et Chirurg en a University College Hospital
Deuxieme édition, revue et completee avec le concours de l'auteur
Par le Dr V CAMPENON
Prosecteur de la Faculté de médecine
Précede des Leçons cliniques sur les maladies des voies urinaires professées a University
College Hospital.
Traduction de MM Jude HUL et E GIGNOUX, completee d'apres la cinquieme edition
anglaise par le Dr A LEJUGE DE SEGRAIS.
Paris, 1880, in-8 de 1000 pages, avec 280 figures Prix   . 20 fr

Mise en vente de la 2e partie des
NOUVEAUX ELEMENTS

DE PHYSIOLOGIE HUMAINE

Comprenant les principes de la physiologie comparée
et de la physiologie générale

Par H BEAUNIS

Médecin-major de premiere classe et professeur de physiologie
a la Faculté de médecine de Nancy
Deuxieme édition 1re et 2e partie, in 8°, 800 pages avec 300 figures
L'ouvrage complet **20 francs**

Paris — A PARENT, imprimeur de la Faculte de Médecine, rue M.-le-Prince, 29-31.

BIBLIOTHEQUE NATIONALE DE FRANCE

3 7531 00960355 7

www.ingramcontent.com/pod-product-compliance
Ingram Content Group UK Ltd.
Pitfield, Milton Keynes, MK11 3LW, UK
UKHW022112070726
13613UKWH00003B/1019